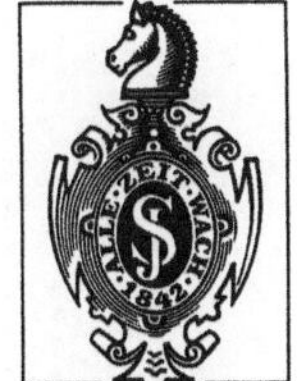

T. Brusis U. Mödder

HNO Röntgen– Aufnahmetechnik

und Normalbefunde

Mit 78 Röntgenbildern und 105 Schemazeichnungen

Springer-Verlag
Berlin Heidelberg New York Tokyo 1984

Professor Dr. Tilman Brusis
Universitäts-HNO-Klinik
Joseph-Stelzmann-Str. 9
5000 Köln 41

Professor Dr. Ulrich Mödder
Radiologisches Institut und Poliklinik
Joseph-Stelzmann-Str. 9
5000 Köln 41

ISBN-13: 978-3-642-69240-6   e-ISBN-13: 978-3-642-69239-0
DOI: 10.1007/978-3-642-69239-0

CIP-Kurztitelaufnahme der Deutschen Bibliothek
Brusis, Tilman:
HNO Röntgen – Aufnahmetechnik u. Normalbefunde /
T. Brusis u. U. Mödder. – Berlin ; Heidelberg ;
New York ; Tokyo : Springer, 1984.
ISBN 3-540-12608-2 (Berlin ...)
ISBN 0-387-12608-2 (New York ...)
NE: Mödder, Ulrich:

Reproduktion der Abbildungen: Gustav Dreher GmbH, Stuttgart
Satz, Druck und Bindearbeiten: Universitätsdruckerei H. Stürtz AG, Würzburg
2122/3130-543210

*Prof. Dr.med. Dr.med.dent. F. Wustrow†,
Direktor der Universitäts-HNO-Klinik Köln von 1968–1983,
in dankbarer Verehrung gewidmet*

Geleitwort

Auf dem Gebiet der Hals-Nasen-Ohren-Heilkunde gibt es im deutschen Sprachraum zahlreiche Darstellungen zur Aufnahmetechnik und normalen Anatomie des Gesichtsschädels sowie des Felsenbeins mit Hilfe der konventionellen Röntgenuntersuchung; ein Atlas, der die in den letzten Jahren zunehmend an Bedeutung gewinnende Computertomographie mitberücksichtigt und integriert, liegt nicht vor, so daß es den Autoren gelungen sein dürfte, hier eine Lücke zu schließen und den neuesten Stand der Diagnostik zu dokumentieren.

Bei dieser Arbeit hat sich, wie auch in anderen Teilbereichen der Medizin, die intensive interdisziplinäre Zusammenarbeit der Fachgebiete Hals-Nasen-Ohren-Heilkunde und Röntgendiagnostik sehr bewährt. Aufgrund der großen klinisch-diagnostischen Erfahrung der beiden Autoren ist ein Atlas entstanden, der für die in der Praxis bestehenden Probleme und Überlegungen einen Leitfaden gibt, den klinischen Fragestellungen angepaßte Aufnahmen anzufertigen, die alle Qualitätskriterien erfüllen.

Es wäre zu begrüßen, wenn die Autoren sich entschließen könnten, auf diesen Grundlagen aufbauend, in einem zweiten Band die Pathologie des hals-nasen-ohren-ärztlichen Bereiches in entsprechender Weise zu bearbeiten.

Ich würde mich freuen, wenn dieses aus der Praxis heraus entstandene und für die Praxis geschriebene Buch weite Verbreitung und Anerkennung finden würde.

Köln   G. Friedmann

Vorwort

Röntgenuntersuchungen des Kopf-Hals-Bereiches sind seit langem unverzichtbare Voraussetzungen für die hals-nasen-ohrenärztliche Diagnostik. Neue apparative Techniken in der Radiologie haben in den letzten Jahren zu bemerkenswerten Fortschritten geführt. So ist vor allem die Computertomografie für die Diagnostik, Therapieplanung und Rezidiverkennung von Tumoren heute nicht mehr aus der HNO-Heilkunde wegzudenken. Dies hat zu einer Änderung im untersuchungstechnischen Ablauf von hno-ärztlichen Erkrankungen geführt und auch im therapeutischen Bereich neue Perspektiven eröffnet.

Der Erfolg aufwendiger Verfahren sollte jedoch nicht dazu führen, daß die einfache – und meist auch kostengünstige – konventionelle Röntgendiagnostik in Vergessenheit gerät und durch mangelnde Übung bei der Bildinterpretation an Wert verliert.

Die Autoren haben sich bemüht, in einer übersichtlichen, leicht lesbaren und das Wesentliche betonenden Darstellung die Voraussetzungen zum sinnvollen Einsatz von Übersichts- und Spezialaufnahmen, die vor Jahrzehnten von den Pionieren der Otoradiologie entwickelt und ausgearbeitet wurden, darzustellen und mit den neueren Techniken in Verbindung zu setzen.

Von den Standardaufnahmen wurden nur diejenigen ausgewählt, die seit vielen Jahren in der Röntgenabteilung der Universitäts-HNO-Klinik und im Radiologischen Institut der Universität Köln gebräuchlich sind und sich als sinnvoll erwiesen haben. Selten erforderliche Spezialaufnahmen wurden bewußt weggelassen, um den Inhalt nicht zu überladen.

Besonderer Wert wurde auf die Darstellung der röntgenologischen Anatomie gelegt. Die Zeichnungen sind schematisch skizziert und den jeweiligen Übersichtsaufnahmen, Schichtaufnahmen und Computertomogrammen gegenübergestellt. Zur leichteren Identifikation anatomischer Strukturen sind die Legenden direkt in die einzelnen Zeichnungen eingefügt worden. Bei der Verwendung der Nomenklatur wurden sowohl die lateinischen Termini als auch die im Sprachgebrauch üblichen deutschen Bezeichnungen berücksichtigt.

Das Buch ist vor allem für die tägliche Arbeit des Radiologen und des radiologisch tätigen HNO-Arztes gedacht. Aber auch der HNO-Arzt, der keine eigene Röntgenanlage betreibt, soll die Möglichkeit haben, Röntgenübersichtsaufnahmen, Schichtaufnahmen und Computertomogramme durch Vergleich mit Normalbildern zu beurteilen, um sich ein eigenes Bild von pathologischen Befunden zu machen. Daneben wendet sich diese Darstellung auch an die Vertreter der Grenzgebiete der HNO-Heilkunde, an Augenärzte, Kieferchirurgen, Neurologen, Neurochirurgen, Neuroradiologen und Kollegen, die Röntgenbilder des Kopf- und Hals-Bereiches zu bewerten haben. Außerdem soll sie ein praktischer Ratgeber für die Medizinisch-Technischen-Radiologie-Assistentinnen sein.

Besonderer Dank gilt unserer Zeichnerin, Frau Irene Schreiber, Köln, die sich
in die schwierige Aufgabe der Umsetzung von Röntgenbildern in übersichtliche
Grafiken eingearbeitet hat. Ohne ihr Können und ihren Fleiß wäre dieses Buch
nicht möglich gewesen.

Köln   T. Brusis
                                                             U. Mödder

Inhaltsverzeichnis

Einleitung

Die Einstelltechniken von 22 Standardaufnahmen werden knapp, aber umfassend erläutert. Die Lagerung des Patienten wird in der Form beschrieben, wie sie sich uns als zweckmäßig herausgestellt hat. Selbstverständlich können die meisten Röntgenuntersuchungen, für die eine sitzende Position angegeben ist, auch im Liegen durchgeführt werden. Die Angaben zum Zentralstrahlverlauf entsprechen eigenen Erfahrungen ohne Anspruch auf absolute Gültigkeit. Insbesondere sind die Einstelltechniken und Winkelangaben bei schrägen und gekippten Aufnahmen wegen der individuellen Beschaffenheit von Kopf und Hals nur als Richtlinien zu werten. Auf eine tabellarische Auflistung von kV-Werten und mAs-Produkten wurde bewußt verzichtet, da die Anwendung moderner Belichtungsautomaten mit vorprogrammierten Organtasten „freie" Belichtungen weitgehend überflüssig macht. Auch spezielle Hinweise zu Filmformaten, Abstandsverhältnissen, Gebrauch von Streustrahlenrastern, Lagerungshilfen oder Vorbereitung von Patienten zu Kontrastuntersuchungen werden nicht gegeben, da es uns bei den in Form eines Atlas dargestellten Normalbefunden mehr um die ärztlich-diagnostischen und nicht so sehr um die medizinisch-technischen Aspekte geht.

Bei der Durchsicht des umfangreichen Bildmaterials der Röntgenarchive hat es sich gezeigt, wie schwierig es ist, ideale Normalaufnahmen zu finden, die neben optimaler Einstellung und gutem Kontrast auch möglichst viele anatomische Strukturen erkennen lassen, da es naturgemäß keine überlagerungsfreien Schädelaufnahmen geben kann. Deshalb wurden in einigen Fällen Linien, Knochennähte und Foramina in den Schemazeichnungen dargestellt, auch wenn sie auf den entsprechenden Röntgenbildern nur schwach oder nicht sichtbar waren.

Röntgenaufnahmen

1 Nasennebenhöhlen okzipito-frontal

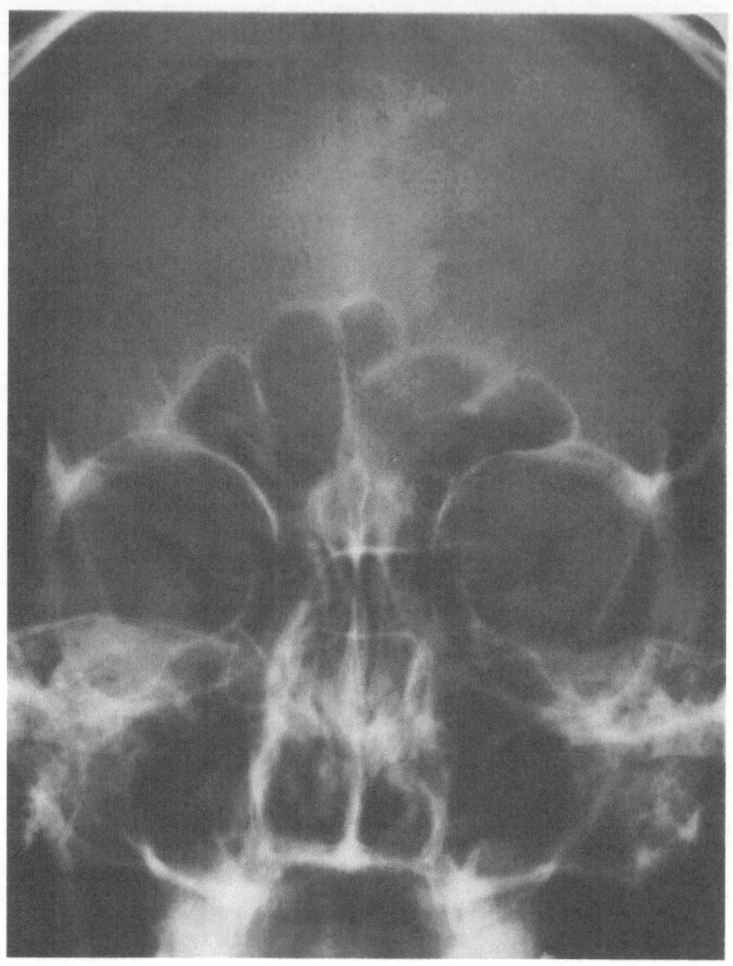

Lagerung: Sitzende Position. Stirn und Nase liegen der Kassette an.
Zentralstrahl: Verläuft parallel zur Deutschen Horizontalen.
Filmmitte: Nasenwurzel.

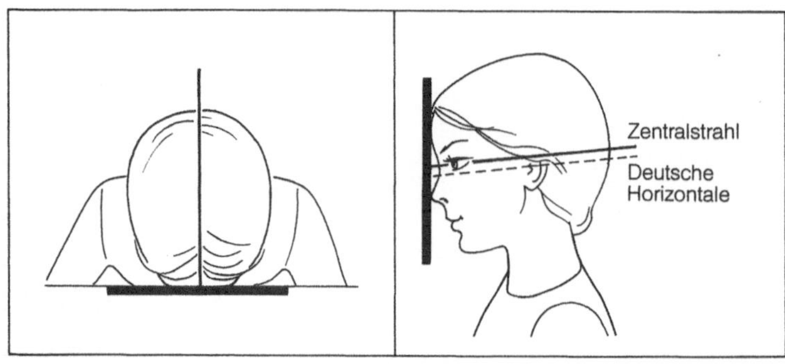

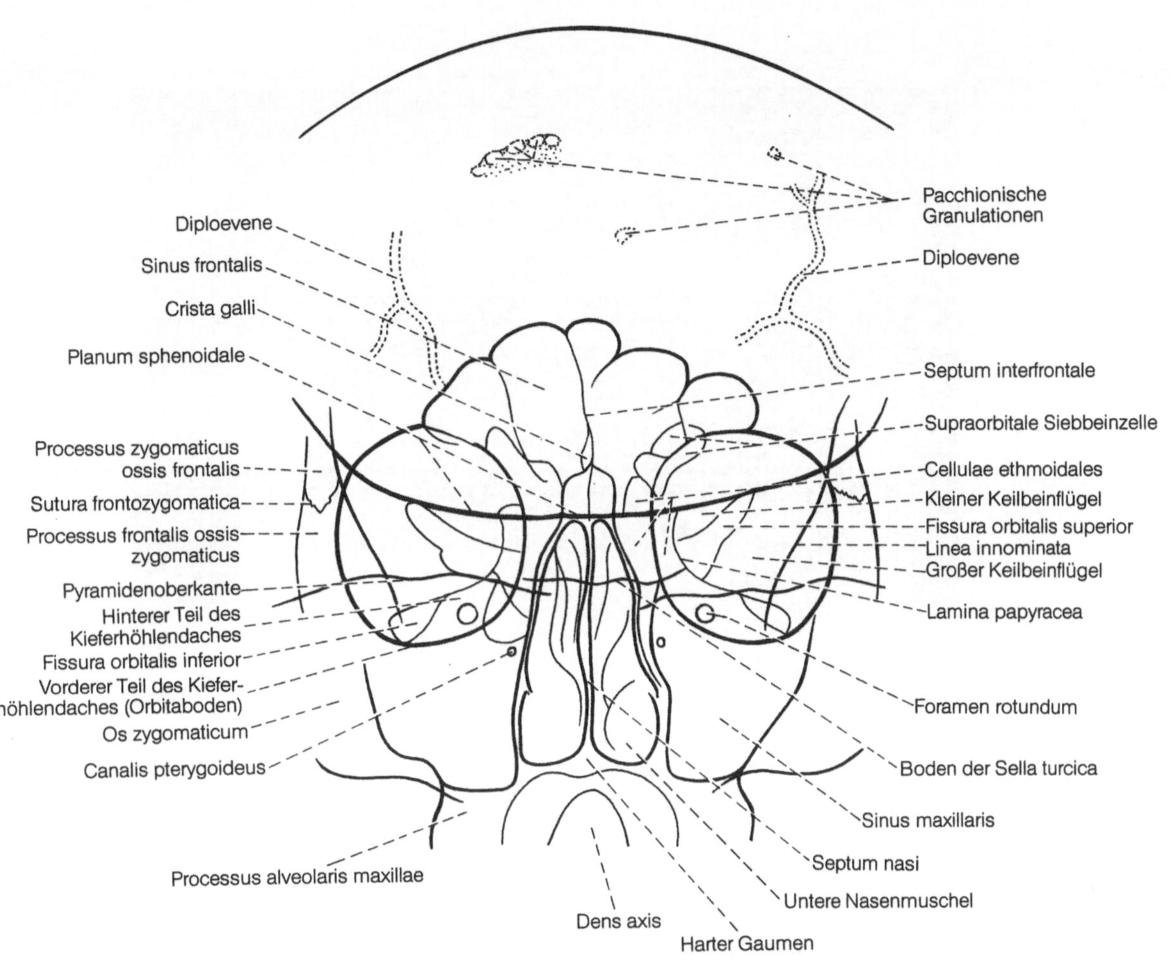

Beurteilbarkeit: Die Stirnhöhlen werden größengerecht (höhengerecht) dargestellt. Das Siebbeinzellsystem ist nicht durch die Nasenbeine verdeckt und daher gut abgebildet. Recessus supraorbitalis des Siebbeins, Stirnbein, Orbita und Gaumenplatte sind gut erkennbar.

Die Kieferhöhlen sind schlecht zu beurteilen, da sie von den Felsenbeinen überlagert werden. Die Keilbeinhöhle ist ebenfalls nicht überlagerungsfrei dargestellt.

Indikation: Entzündliche Affektionen von Stirnhöhle und Siebbein; Stirnbeinprozesse; Erkrankungen der oberen Orbita; Frakturen im Frontalbereich; Le Fort I-Fraktur.

Zur Darstellung einer Blow-out-Fraktur empfiehlt es sich, den Zentralstrahl um 20° kraniokaudal gegenüber der Deutschen Horizontalen zu neigen, da dann der Orbitaboden wie bei der „Orbita p.a.-Aufnahme" im Profil abgebildet wird.

2 Nasennebenhöhlen okzipito-nasal

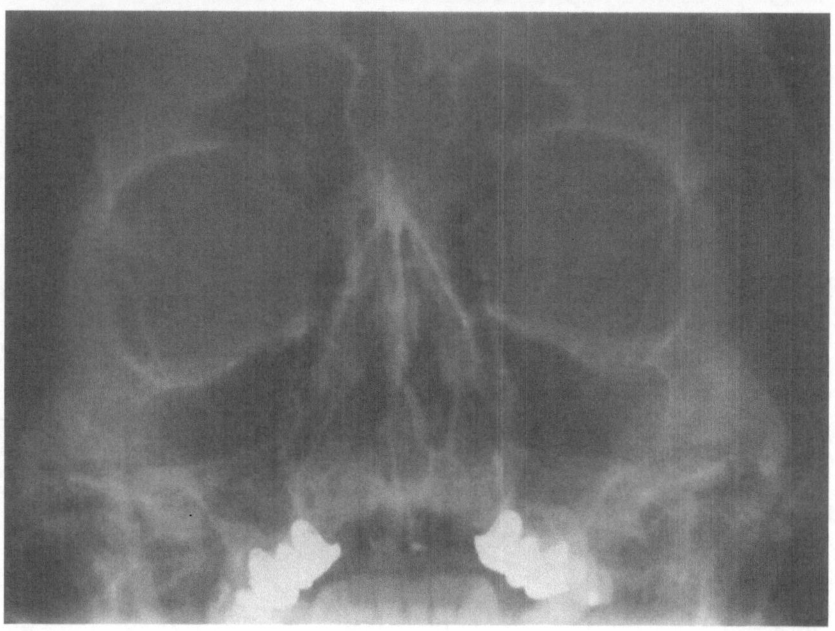

Lagerung: Nasenspitze und Kinn liegen der Kassette bei geschlossenem Mund an.

Zentralstrahl: Weicht um 15° kaudokranial von der Deutschen Horizontalen ab.

Filmmitte: Nasenwurzel.

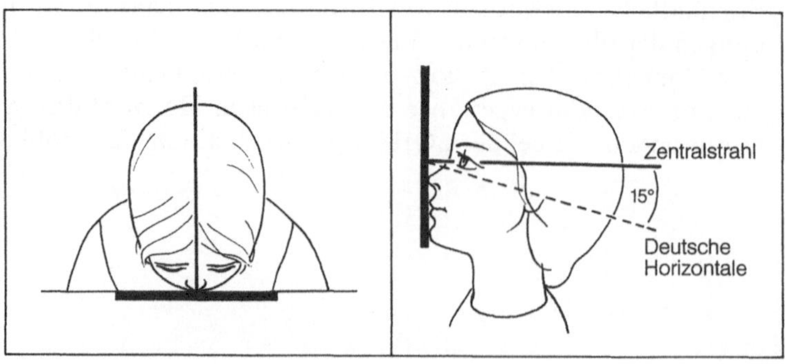

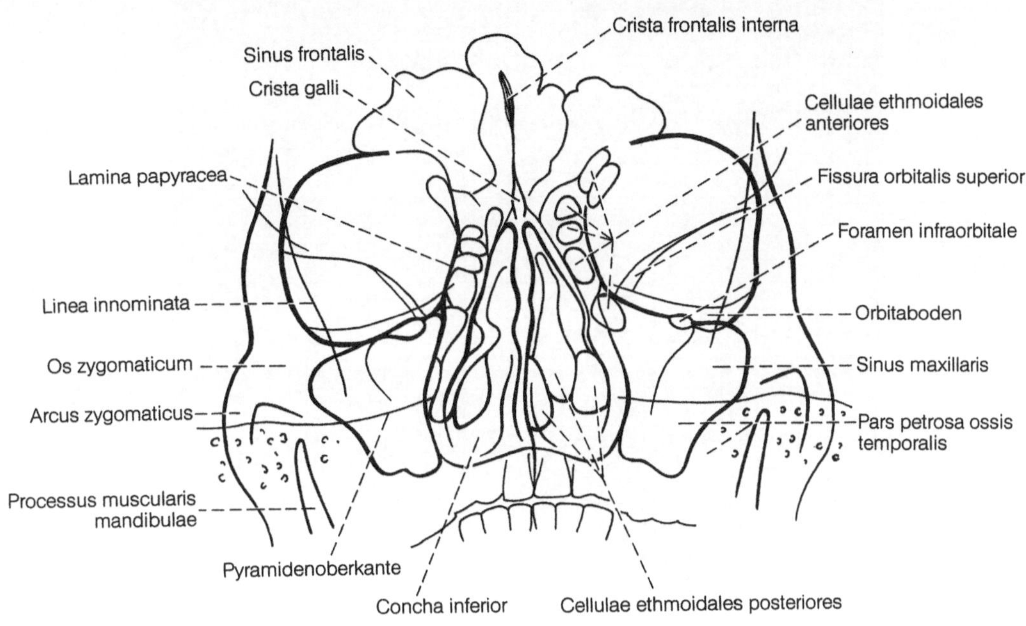

Beurteilbarkeit: Stirnhöhlen und Siebbeinzellen werden gut abgebildet. Schlecht beurteilbar sind die Kieferhöhlen, da sie im unteren Bereich von den Felsenbeinen überlagert werden. Die Orbitae werden pyramidenfrei dargestellt. Die Orbitaböden werden im vorderen Anteil orthograd getroffen. Dadurch sind Orbitabodenfrakturen auf dieser Nebenhöhlenaufnahme gut erkennbar. Überlagerungsfreie Darstellung des kleinen Keilbeinflügels.
Diese Projektion wird auch als „Orbita p.a.-Aufnahme" (Brillenaufnahme) bezeichnet.

Indikation: Bei Stirnhöhlen- und Siebbeinprozessen als Ergänzungsaufnahme zur okzipito-dentalen und okzipito-frontalen Aufnahme. – Orbitabodenfraktur (Blow-out-Fraktur); Orbitarandbrüche. – Entzündliche und tumoröse Orbitaprozesse; Fremdkörperlokalisation in der Orbita mit Hilfe der Comberg-Schale. – Keilbeinmeningiome.

3 Nasennebenhöhlen okzipito-dental

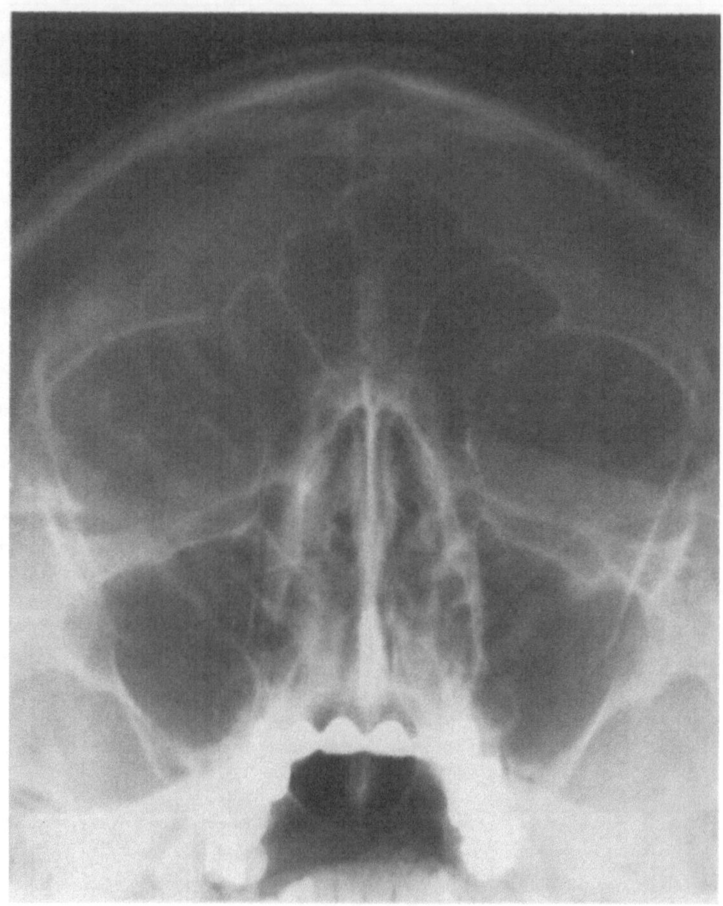

Lagerung: Nasenspitze, weit geöffneter Mund und Kinn liegen der Kassette an.

Zentralstrahl: Ist gegenüber der Deutschen Horizontalen um 30° kraniokaudal geneigt.

Filmmitte: Naseneingang.

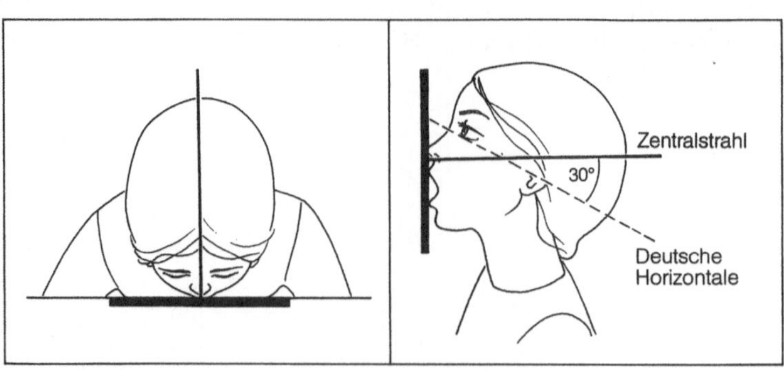

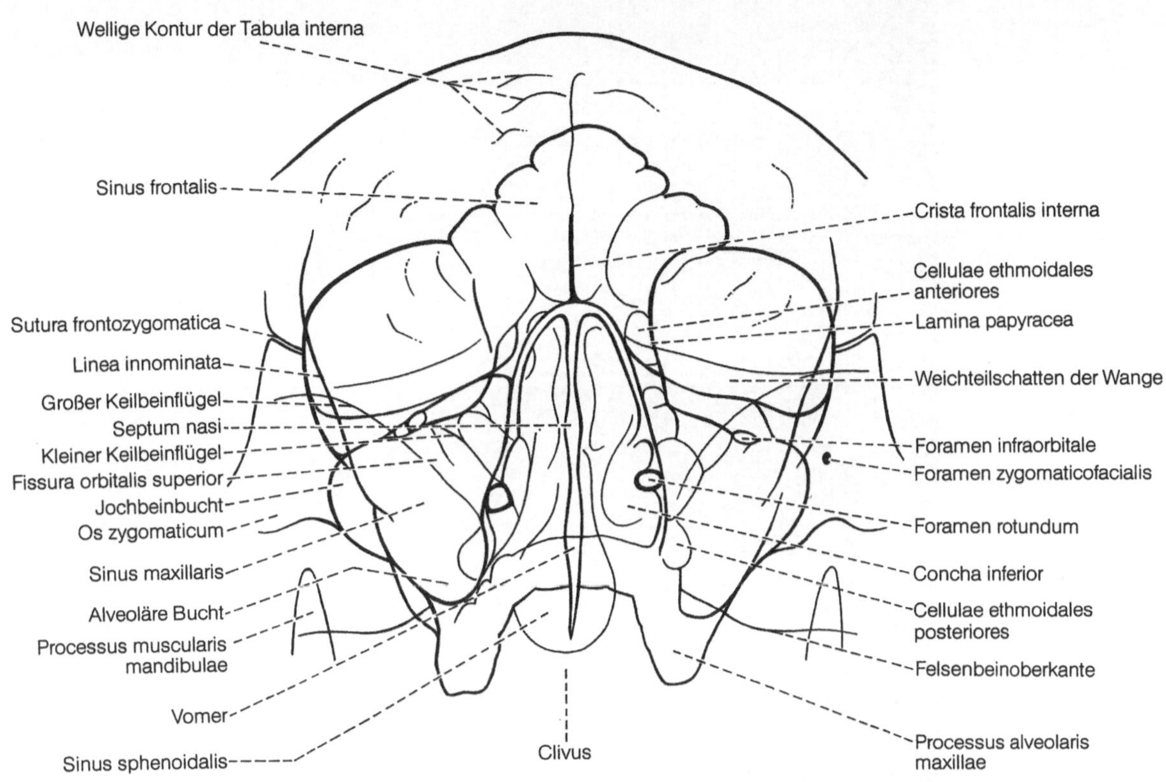

Beurteilbarkeit: Gut dargestellt sind die Kieferhöhlen, da die Felsenbeine kaudal von ihnen abgebildet werden. Die Stirnhöhlen erscheinen bei dieser Einstellung am größten, da die unteren, dorsalen Stirnhöhlenbereiche nach kaudal wandern. Die hinteren Abschnitte der Keilbeinhöhlen projizieren sich in den geöffneten Mund. Außerdem Orbita, Mittelgesicht, Jochbein, Jochbogen.
Die Siebbeine sind dagegen schlecht beurteilbar, da sie von den Nasenbeinen überlagert werden.

Indikation: Standardaufnahme der Nasennebenhöhlen mit übersichtlicher Darstellung der meisten Nebenhöhlen. Entzündliche und tumoröse Nasennebenhöhlenaffektionen, insbesondere Stirnhöhlen- und Kieferhöhlen- sowie Keilbeinhöhlenerkrankungen. Eine fragliche Spiegelbildung in Kiefer- oder Stirnhöhlen kann durch eine Zusatzaufnahme in Kopfschräghaltung abgeklärt werden. – Frakturen von Mittelgesicht und Nasennebenhöhlen, Orbitarand- und -wandbrüche (Blow-out-Fraktur).
Wird der Zentralstrahl gegenüber der Deutschen Horizontalen um etwa 60° kraniokaudal geneigt (parallel zum Nasenrücken), werden die Nasenbeine in ihrer Längsrichtung getroffen. Diese Spezialeinstellung eignet sich zur Darstellung von Nasenbeinfrakturen mit seitlicher Dislokation.

4 Nasennebenhöhlen lateral

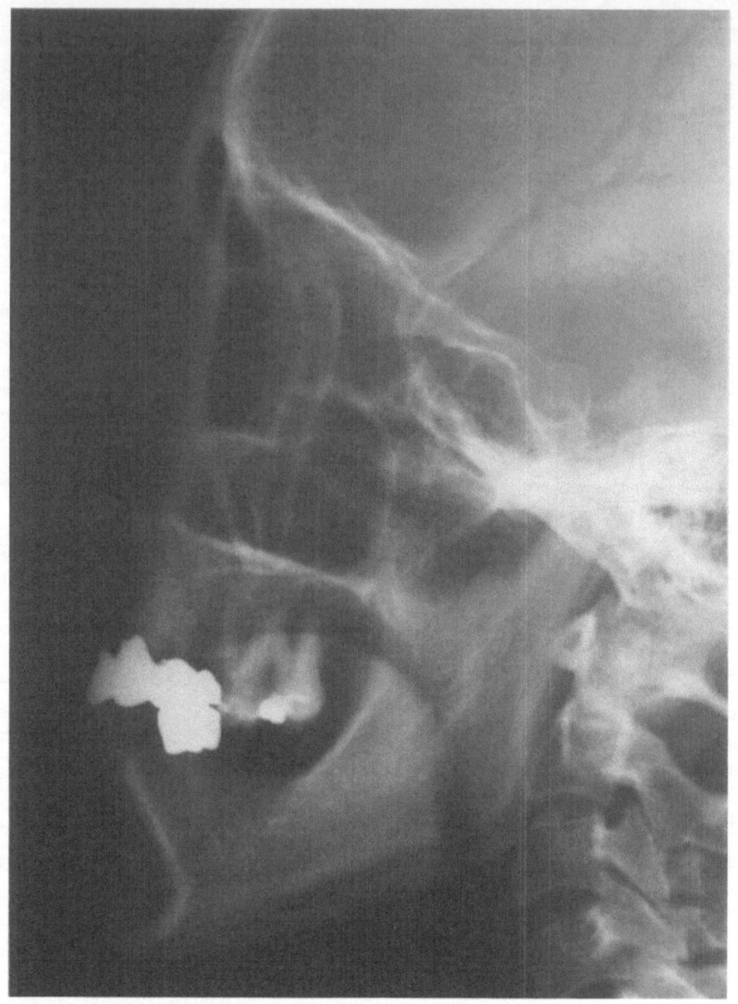

Lagerung: Der Kopf liegt der Kassette seitlich an.

Zentralstrahl: Verläuft senkrecht zur Filmebene.

Filmmitte: 2 cm hinter dem lateralen Orbitarand.

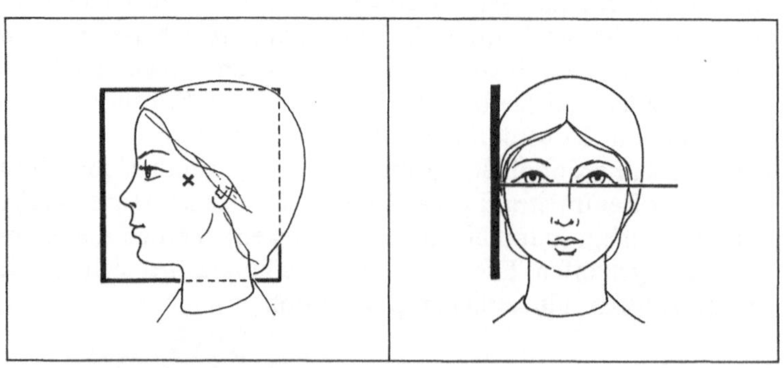

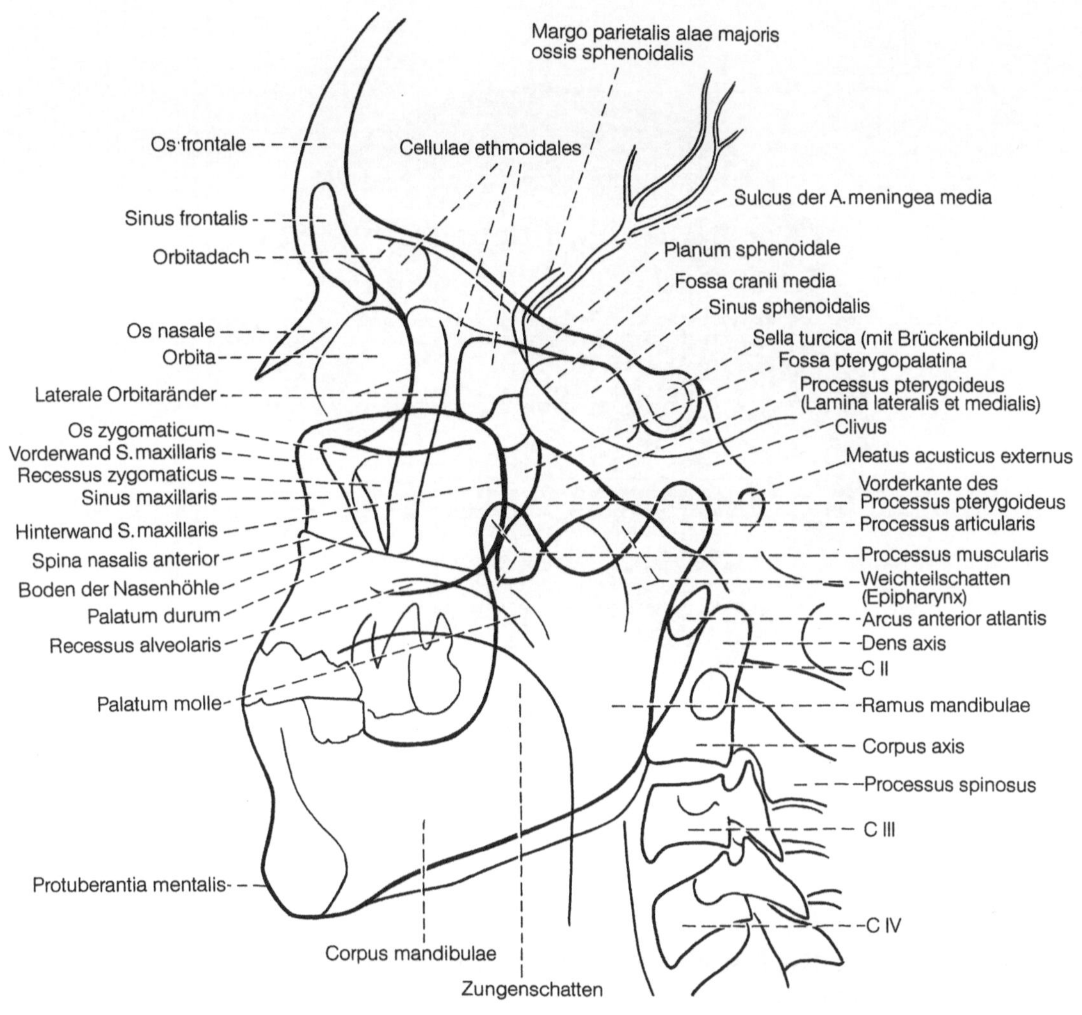

Beurteilbarkeit: Stirnhöhlenvorder- und -hinterwand, vordere Schädelbasis, Keilbeinhöhle, Sella turcica, Epipharynx. Kieferhöhlenvorder- und -hinterwand, Processus pterygoideus, Recessus alveolaris, harter und weicher Gaumen.
Wegen der starken Überlagerung (bilaterale Abbildung) sind die lateralen Anteile der Stirnhöhlen, die Kieferhöhlen und die Siebbeine schlecht beurteilbar.

Indikation: Frakturen der Stirnhöhlenvorder- und -hinterwand, Frakturen der Kieferhöhlenvorder- und -hinterwand, Frakturen des Processus pterygoideus, Beurteilung der Stirnhöhlentiefe, Stirnhöhlenpneumatosinus, Stirnhöhlenaplasie. – Entzündliche und tumoröse Prozesse der vorderen Schädelbasis und der oberen Nasennebenhöhlen, Hypophysentumoren, Epipharynxtumoren.

11

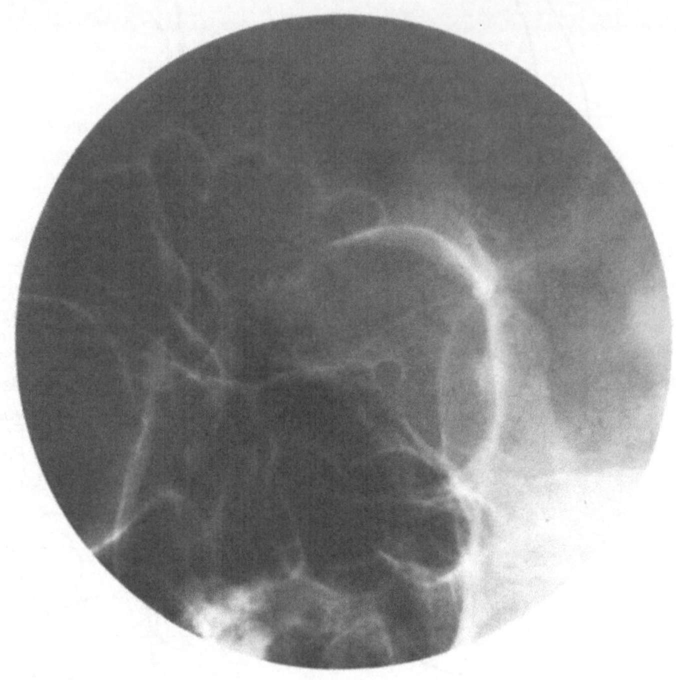

Lagerung: Der Kopf ist um 45° zu der zu untersuchenden Seite gedreht. Das Gesicht liegt der Kassette schräg an. Äußerer Orbitarand, Nasenspitze und Jochbein berühren die Kassette. Orbita in Filmmitte.

Zentralstrahl: Verläuft um 10°–15° kraniokaudal geneigt.

Filmmitte: Orbitamitte.

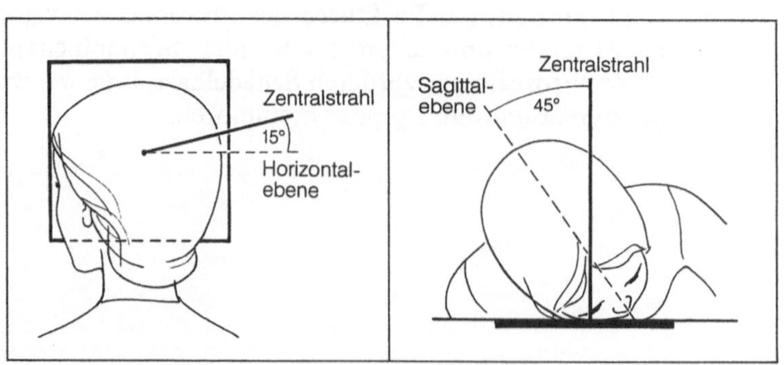

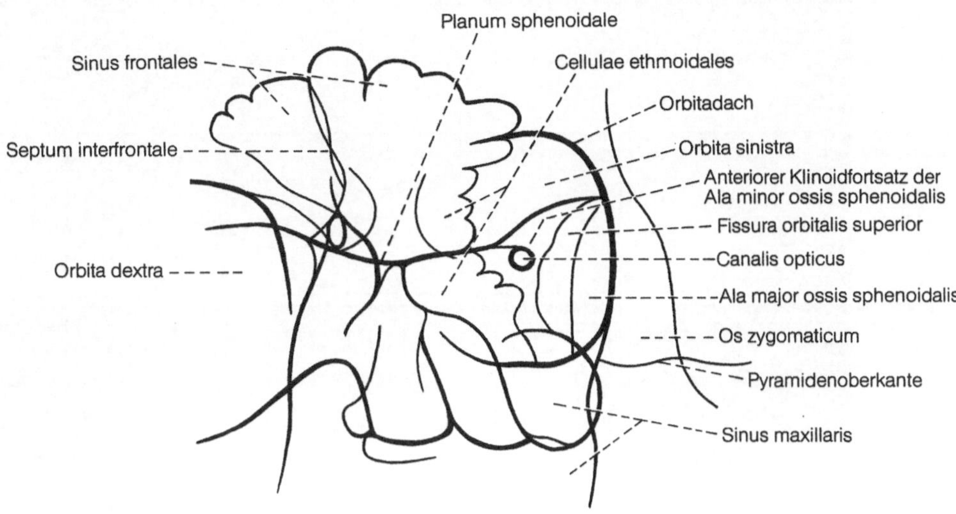

Beurteilbarkeit: Orbitaspitze. Canalis opticus, da der Zentralstrahl orthograd zu ihm verläuft. Hintere Siebbeinzellen, die schräg getroffen werden.
Processus clinoideus des kleinen Keilbeinflügels.

Indikation: Frakturen am Canalis opticus. Tumoren der Orbitaspitze (z.B. Keilbeinmeningiome), insbesondere Tumoren des Sehnerven. Erweiterungen des Sehnervenkanals beim Gliom, Meningiom usw. Verengungen z.B. bei fibröser Dysplasie, Morbus Paget und Keilbeinmeningiom. Erkrankungen im hinteren Siebbeinbereich.
Zum Vergleich Aufnahmen beider Seiten anfertigen! (Durchmesser des Optikuskanals 3,5–5,5 mm, Seitendifferenz über 1 mm pathologisch!)

---

* H. Rhese (1866–1932), Otorhinolaryngologe in Königsberg

6 Schädelbasis axial

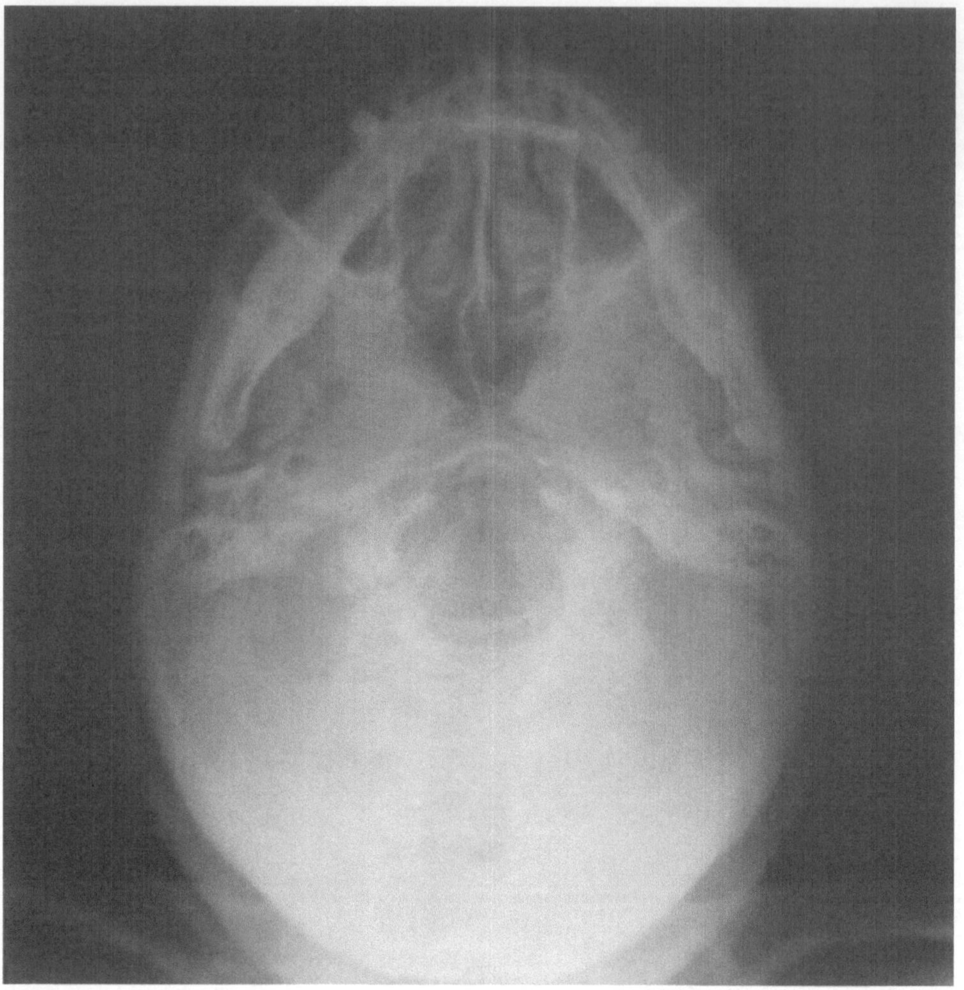

Lagerung: Liegende Position mit stark nach hinten rekliniertem Kopf, Schultern unterpolstert. Kassette liegt der Schädeldecke an.

Zentralstrahl: Kommt von submental und ist auf einen Punkt 2 cm vor dem Schnittpunkt zwischen Medianlinie und Interaurikularlinie gerichtet. Der Zentralstrahl verläuft senkrecht zur Deutschen Horizontalen. Bei Behinderung der Reklination, z.B. bei älteren Menschen, Kippung der Röntgenröhre nach kranial.

Filmmitte: Mitte der Schädeldecke.

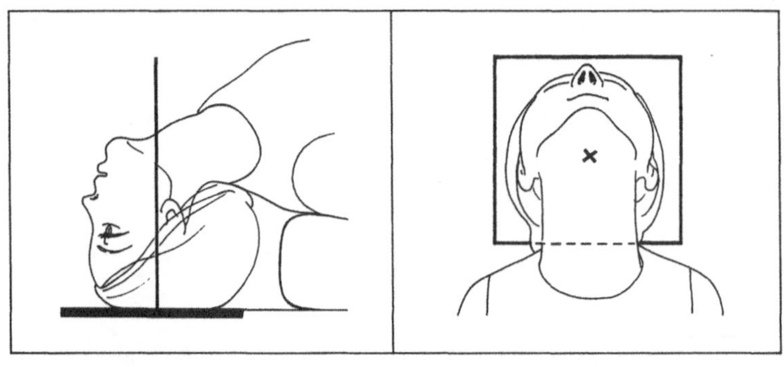

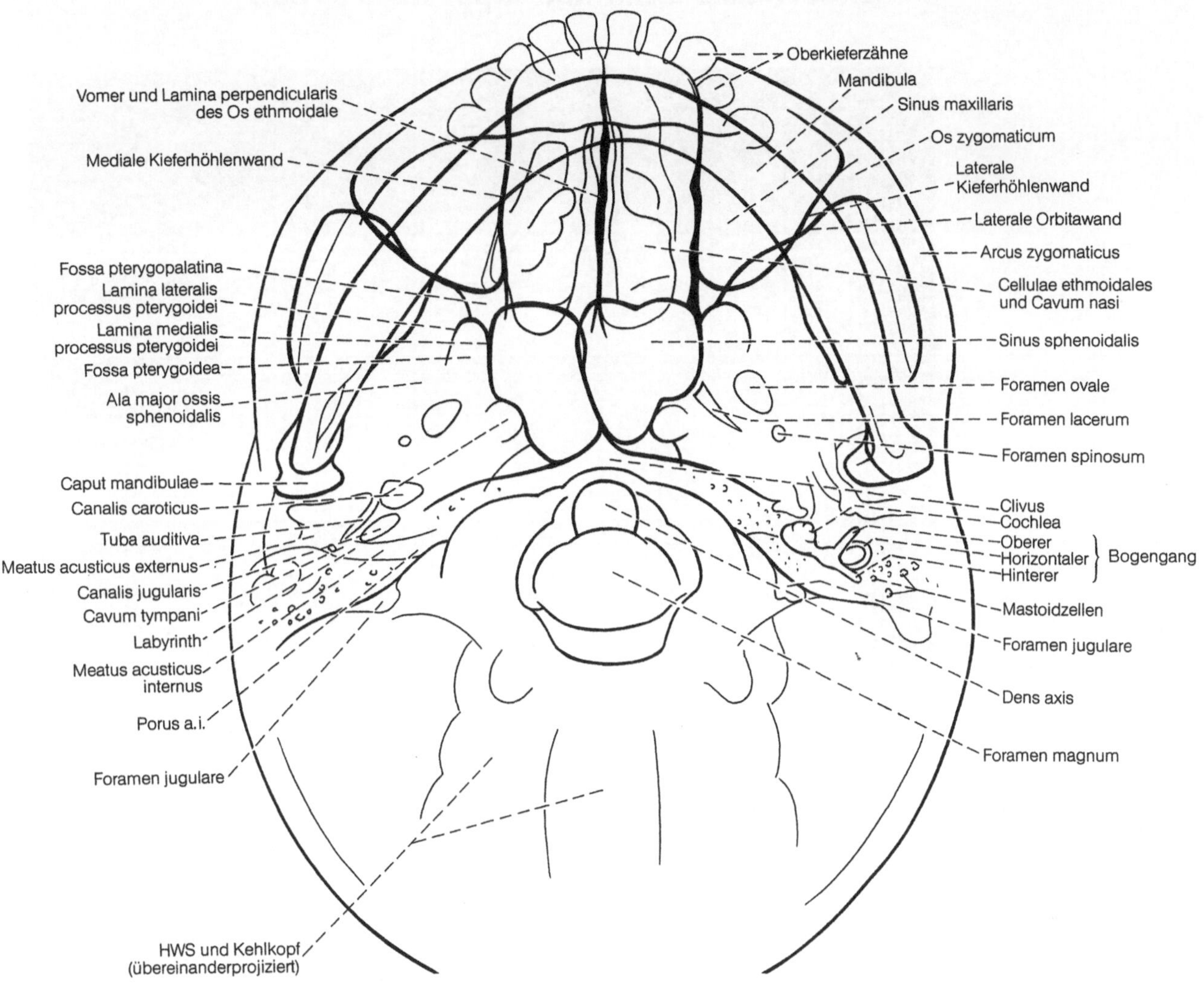

Beurteilbarkeit: Symmetrische Darstellung der Schädelbasis. Siebbeinzellen und Keilbeinhöhlen werden von unten betrachtet. Epipharynx und Pharynx reichen von der Keilbeinhöhle bis zum Atlasbogen als buchtige Aufhellung. Dorsaler Abschnitt der Kieferhöhle. Retromaxillarraum mit Flügelfortsätzen, Fossa pterygoidea und Fossa pterygopalatina. Foramen ovale, Foramen spinosum, Foramen jugulare, Foramen magnum. – Die Stirnhöhlen sowie die vorderen Abschnitte der Kieferhöhlen werden von den Zähnen überlagert.

Indikation: Entzündliche und tumoröse Veränderungen von Siebbein und Keilbeinhöhlen. Epipharynxtumoren, insbesondere bei Destruktion der Schädelbasis, und parapharyngeale Tumoren. Sonstige entzündliche, tumoröse und traumatische Veränderungen der Schädelbasis. Trigeminusneurinom, Glomus-jugulare-Tumor.

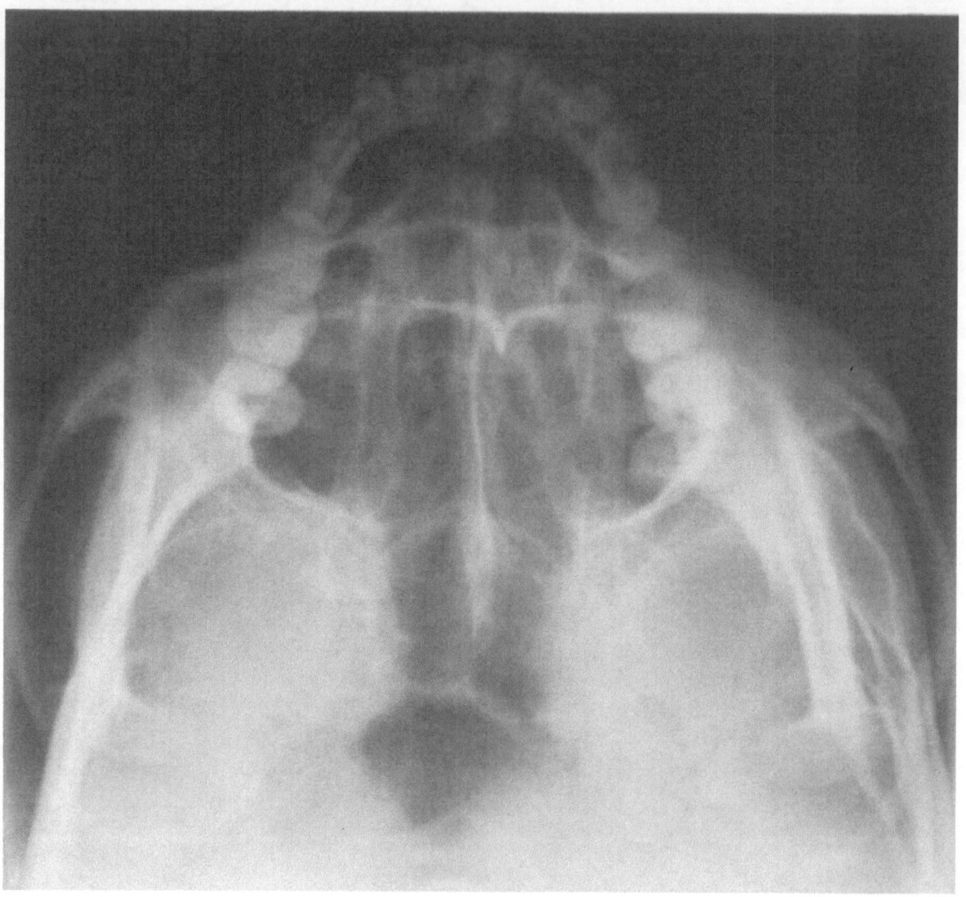

Lagerung: Liegende Position, Schultern unterpolstert, Kopf maximal nach hinten rekliniert. Das Kinn soll sich vor das Stirnbein projizieren.

Zentralstrahl: Kommt von submental und ist auf einen Punkt ca. 4 cm vor dem Schnittpunkt zwischen Medianlinie und Interaurikularlinie gerichtet. Er trifft senkrecht auf den Film.

Filmmitte: Stirn-Haargrenze.

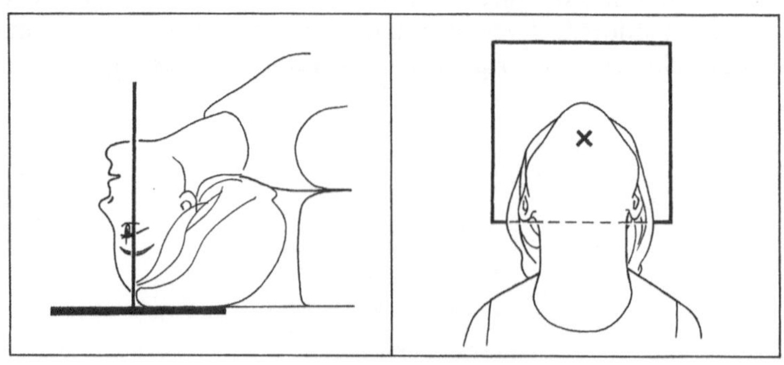

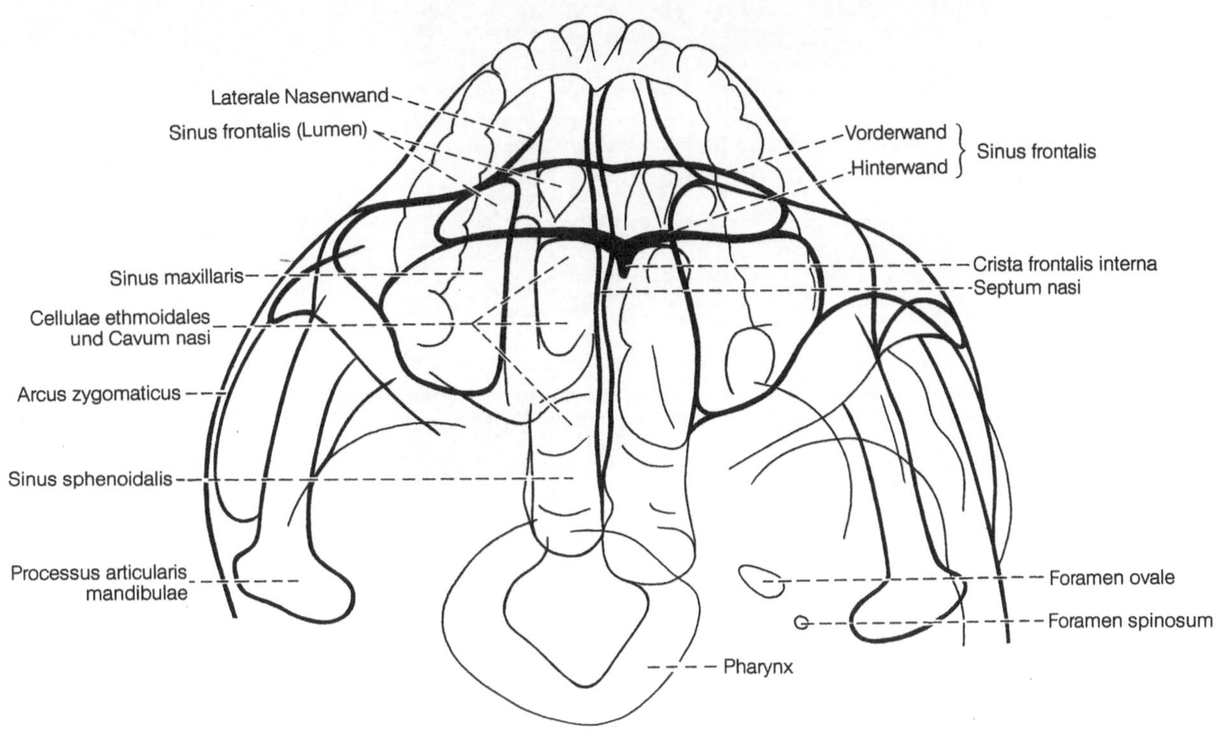

Beurteilbarkeit: Stirnhöhlenvorderwand und -hinterwand, Jochbögen. – Strukturen der Schädelbasis (s. „Schädelbasis axial-Aufnahme").

Indikation: Die Welin-Aufnahme hat im Gegensatz zur seitlichen Nebenhöhlenaufnahme den Vorteil, daß beide Stirnhöhlen nicht übereinanderprojiziert werden. – Tiefenausdehnung der Stirnhöhlen. Differentialdiagnose zwischen Stirnhöhlenverschattung und Stirnhöhlenaplasie. Stirnhöhlenhinterwandfraktur.
Jochbogenfraktur mit gleichzeitiger Darstellung beider Jochbögen („Henkeltopf-Aufnahme": Die Jochbögen sind besonders gut bei geringerem Abstand zwischen Focus und Objekt beurteilbar, s. „Jochbogen axial-Aufnahme").

---

* S. Welin (geb. 1903), Röntgenologe in Malmö

8 Nasenbein seitlich

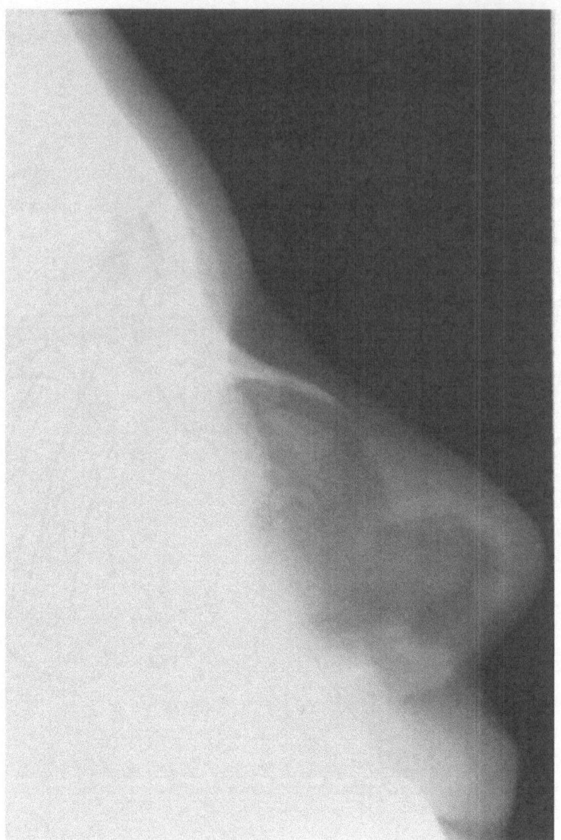

Lagerung: Der Kopf liegt der Kassette seitlich an.
Zentralstrahl: Verläuft senkrecht zur Kassettenebene.
Filmmitte: Nasenwurzel.

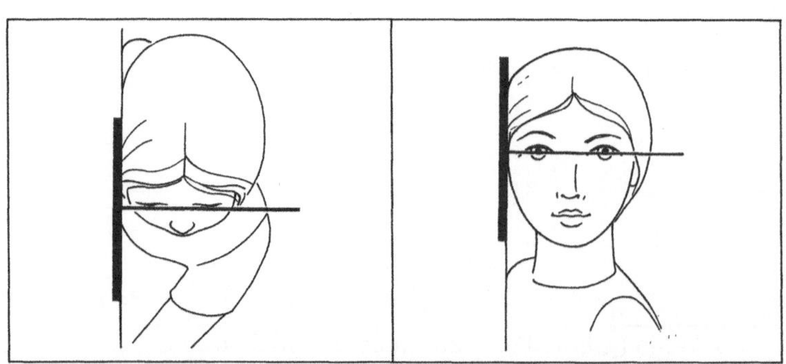

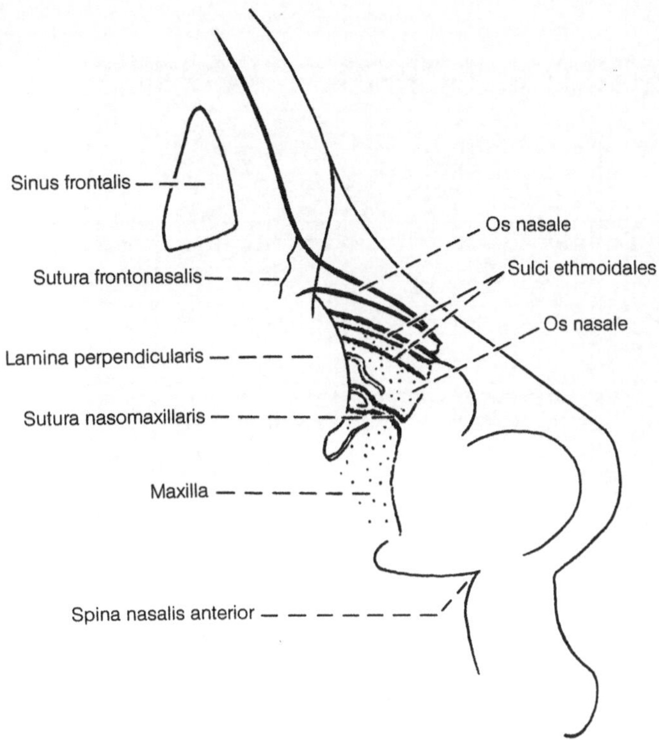

Beurteilbarkeit: Nasenbeine und Frontalfortsätze des Oberkiefers im seitlichen Strahlengang. – Parallel zum Nasenrücken verlaufen mehrere feine unregelmäßige Linien. Es handelt sich um die Sutura nasomaxillaris und die Sulci ethmoidales, die nicht mit einer Fraktur verwechselt werden dürfen. Die Sulci ethmoidales sind feine Knochenrinnen an der Innenseite der Nasenbeine, in denen die Rami nasales interni von N. und A. ethmoidalis verlaufen. Bei „weicher" Technik ist die gesamte knöcherne und knorpelige Nase abgebildet.
Frontale Impressions- und Trümmerfrakturen des Nasenbeins. Nicht erkennbar sind seitliche Verschiebungen des Nasengerüstes.

Indikation: Nasenbeinfraktur, Profildarstellung vor Nasenplastik.

9 Nasenbein axial

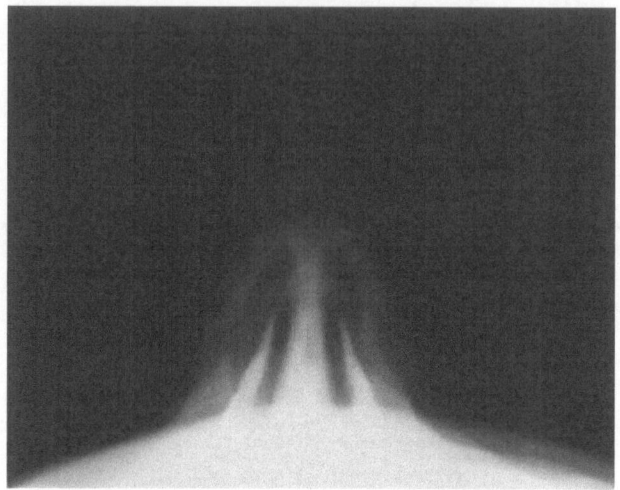

Lagerung: Ein kleiner folienloser Film wird zwischen Frontalzähne und Lippen genommen (Okklusions-Aufnahme), oder es wird eine Kassette vom Patienten selbst unter das Kinn gehalten.

Zentralstrahl: Verläuft axial bzw. fronto-submental.

Filmmitte: Nasenwurzel.

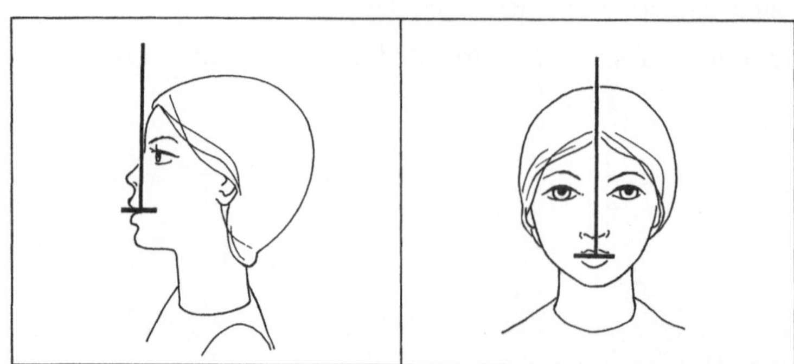

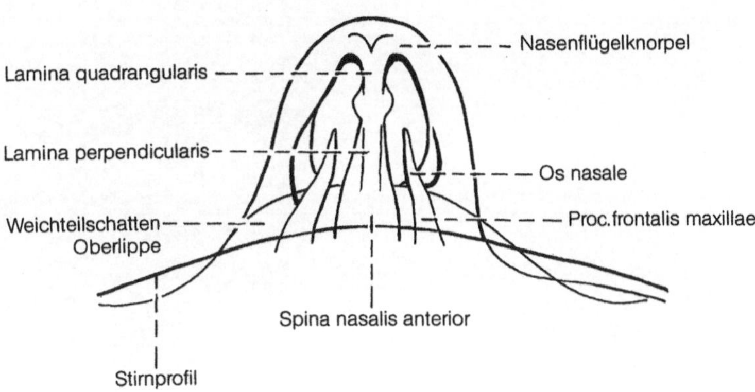

Beurteilbarkeit: Nasenbeine, Frontalfortsätze des Oberkiefers, Septum.

Indikation: Nasenbeinfraktur mit seitlicher Verschiebung des Nasengerüstes (laterale Impressionsfraktur).

10 Jochbogen axial

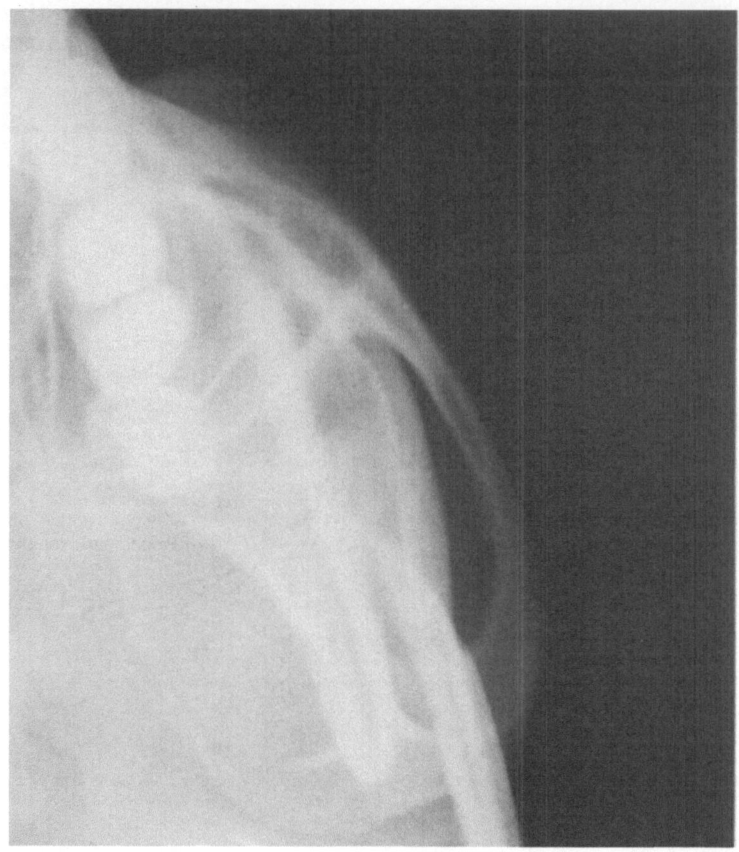

Lagerung: Einstellung wie „Schädelbasis axial bzw. axial überkippt". Basisebene parallel zur Kassette. Die Schädeldecke liegt der Filmkassette an. Die Sagittalebene wird um 10°–20° zum Jochbogen hin verkantet. Der Unterkiefer wird durch Schrägbiß maximal zur entgegengesetzten Seite verschoben, oder es wird der Mund weit geöffnet, damit der Jochbogen nicht vom Unterkiefer überlagert wird.

Zentralstrahl: Auf Jochbogenmitte gerichtet.

Filmmitte: Jochbogenmitte.

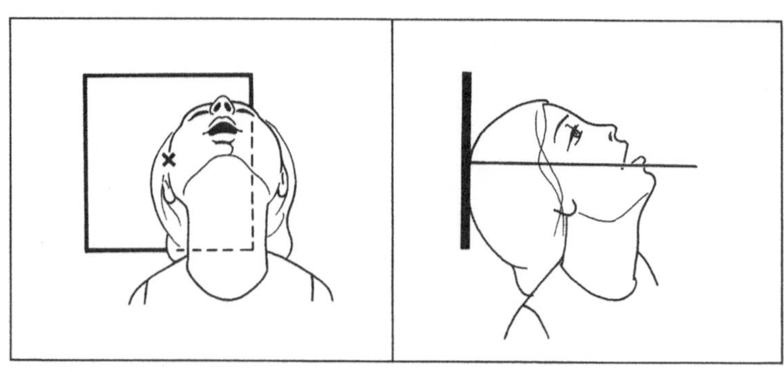

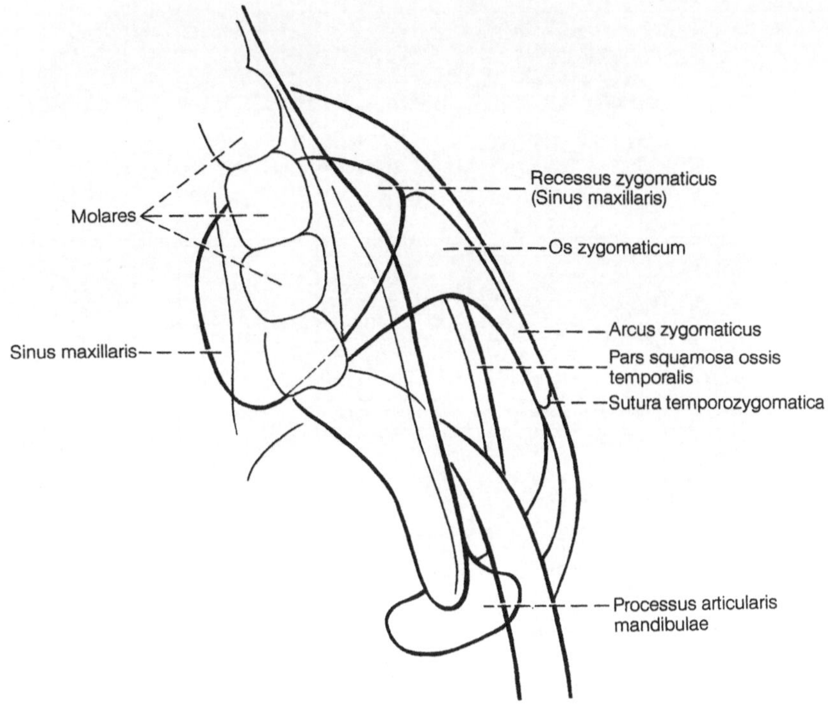

Beurteilbarkeit: Überlagerungsfreie Darstellung des Jochbogens.

Indikation: Jochbogenfraktur. Zur gleichzeitigen Darstellung beider Jochbögen eignet sich die Welin-Aufnahme bzw. „Henkeltopf-Aufnahme" (s.S. 16).

11 Schläfenbein nach Schüller*

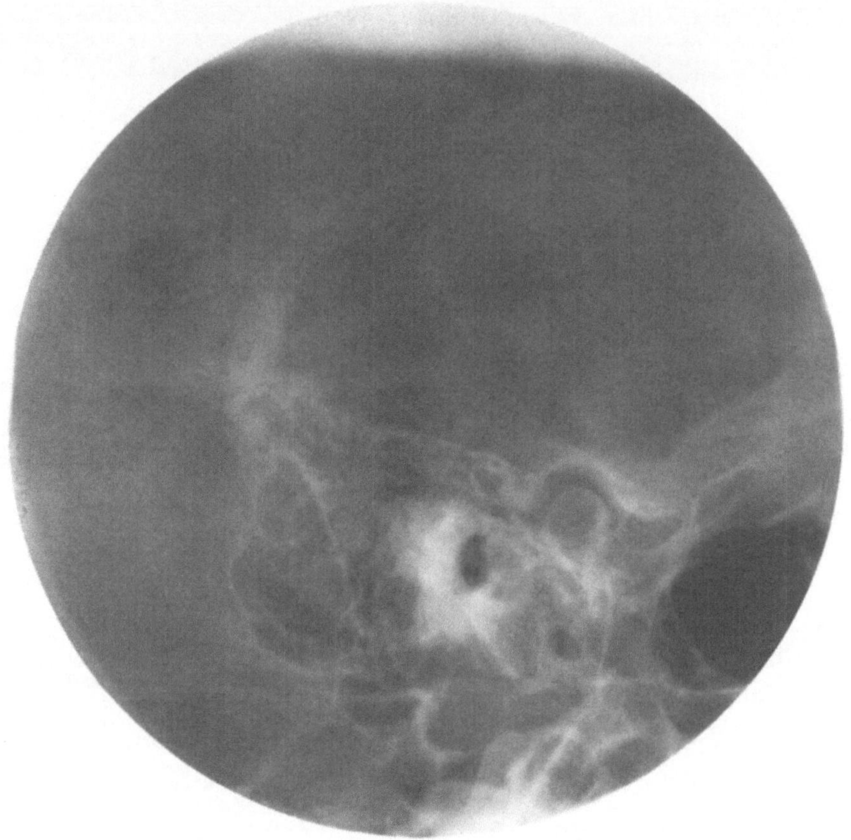

Lagerung: Kopf seitlich parallel zum Film, untersuchte Seite filmnah. Ohrmuschel kann nach vorn geklappt werden.

Zentralstrahl: Verläuft um 25°–30° kraniokaudal gekippt. Eintrittspunkt ca. 4 cm oberhalb des äußeren Gehörgangs der Gegenseite.

Filmmitte: Äußerer Gehörgang.

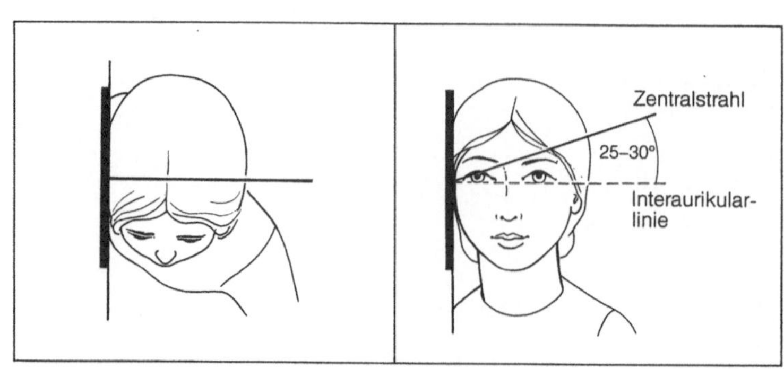

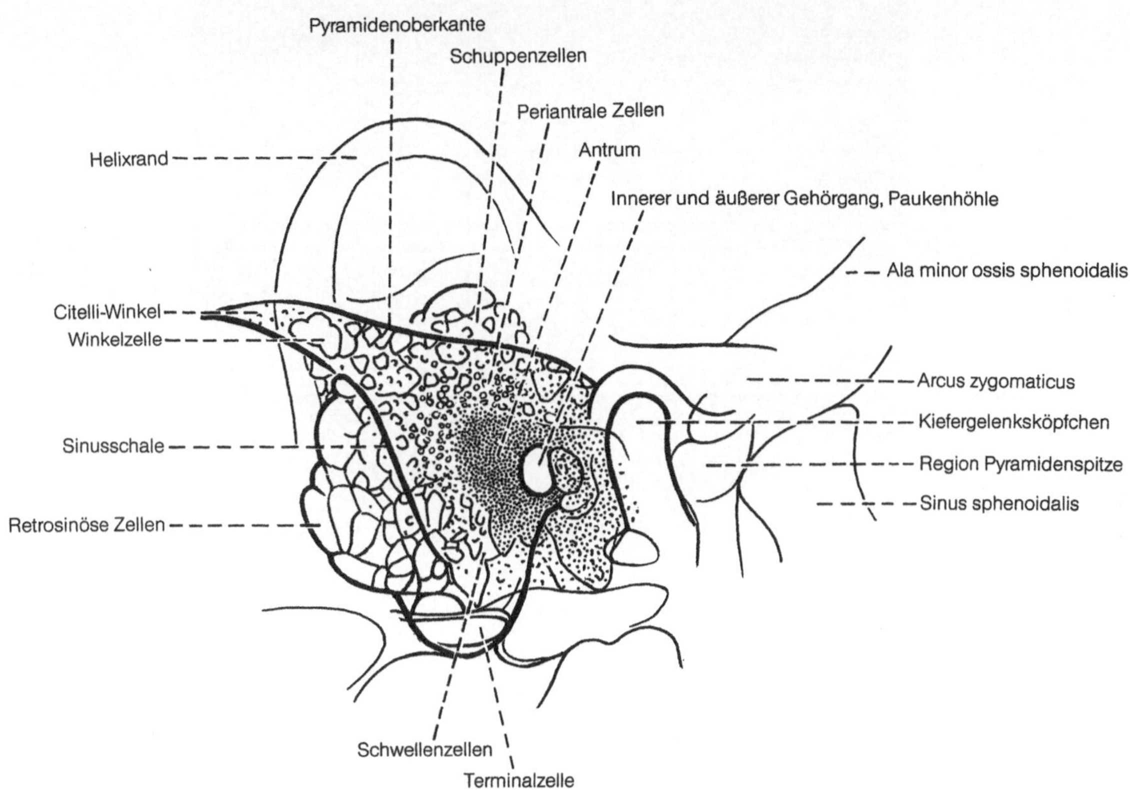

Beurteilbarkeit: Die Aufnahme bezweckt die Darstellung der pneumatisierten Räume des Ohres (Antrum, Kuppelraum, Warzenfortsatzzellen, Schuppenzellen, Jochbogenzellen) im seitlichen Strahlengang. Bei der steilen Schüller-Aufnahme (Zentralstrahl um 30°–35° gekippt) sind Kuppelraum und Antrum besonders gut zu beurteilen. – Innerer und äußerer Gehörgang werden aufeinanderprojiziert. Außerdem Abbildung des Kiefergelenkes.

Zu Vergleichszwecken werden bei allen Schläfenbeinerkrankungen stets Aufnahmen beider Seiten durchgeführt.

Indikation: Zur Beurteilung von Ausdehnung und Beschaffenheit des pneumatisierten Zellsystems (Pneumatisationsgrad). Mastoiditis, chronische Schleimhaut- und Knocheneiterung (Cholesteatom). Beurteilung von Dura (Duratiefstand!) und Sinusverlauf vor Ohroperation (Tympanoplastik, Saccotomie, translabyrinthäre Akustikusneurinom-Op.). Bulbushochstand, Glomustumor. – Felsenbeinlängsfraktur, Gehörgangsfraktur, Kieferköpfchenfraktur.

Verbreiterung des hinteren Kiefergelenkspaltes bei Otitis externa necroticans durch Ergußbildung (Osteomyelitis der Pars tympanica des Schläfenbeins).

Kiefergelenksarthrose, -subluxation und -luxation (Funktionsaufnahmen bei geöffnetem und geschlossenem Mund).

---

* A. Schüller (1874–1957), Neurologe und Pionier der Neuroradiologie in Wien und Melbourne

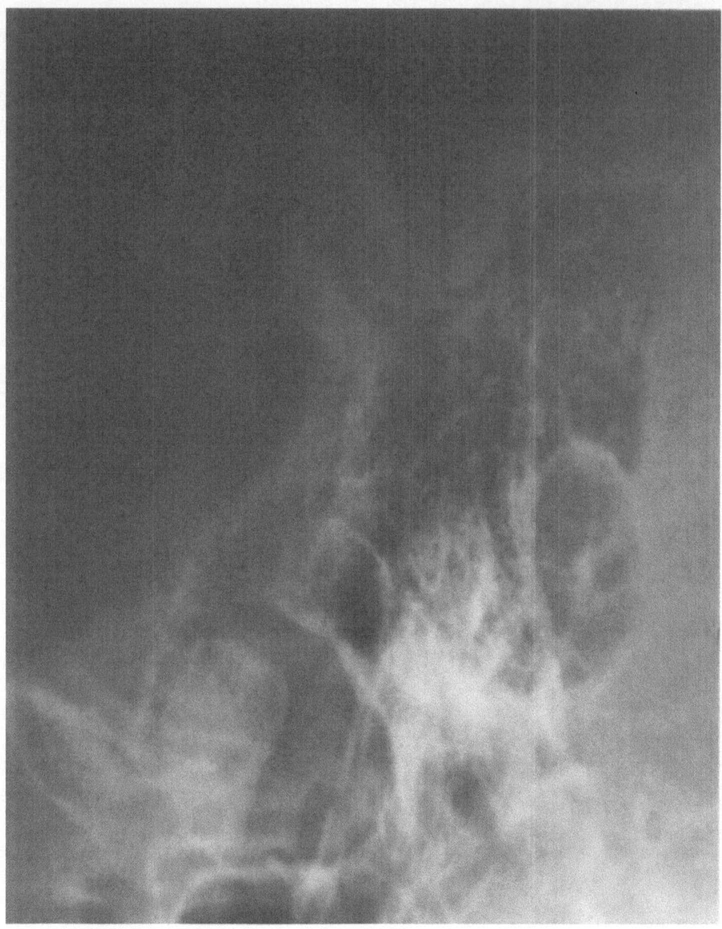

Lagerung: Der Hinterkopf berührt die Filmkassette, wobei der Kopf um 45° weggedreht ist. Die Basisebene verläuft senkrecht zur Filmkassette.

Zentralstrahl: Verläuft 45° kraniokaudal geneigt. Eintritt: drei Querfinger oberhalb des lateralen Orbitarandes. Austritt: Filmnaher Warzenfortsatz.

Filmmitte: Warzenfortsatzspitze.

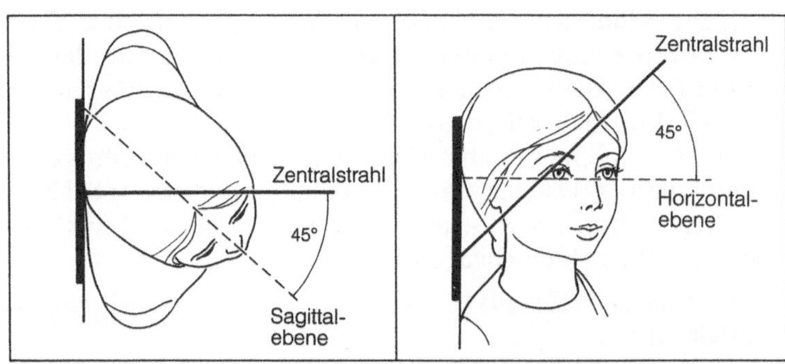

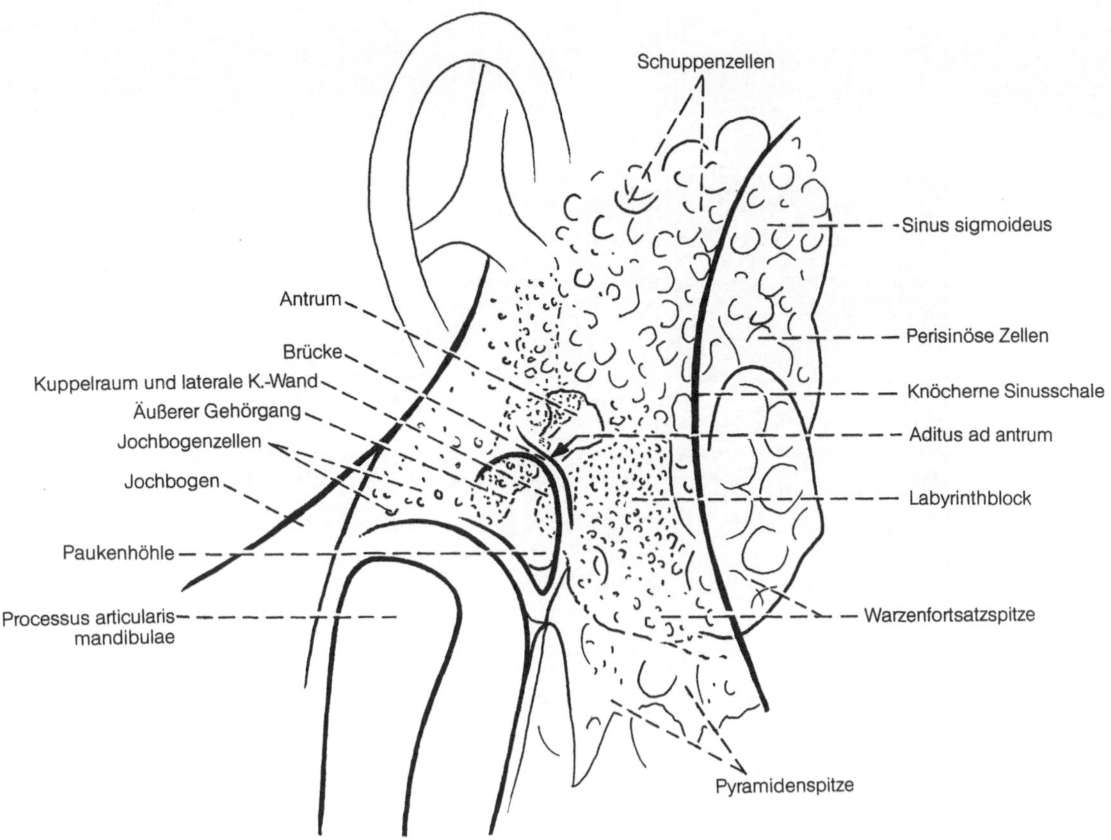

Beurteilbarkeit: Äußerer Gehörgang, Kuppelraum und Antrum werden im Gegensatz zur Schüller-Aufnahme isoliert bzw. nebeneinander dargestellt. – Kiefergelenk, Vorder- und Hinterwand des Gehörgangs, Kuppelraum, laterale Attikwand, Attiksporn, Brücke, Antrum, Warzenfortsatzzellen.
Zu Vergleichszwecken immer Aufnahmen beider Schläfenbeine!

Indikation: Chronische Entzündungsprozesse des Mittelohres, insbesondere die chronische Knocheneiterung (Cholesteatom) mit Ausdehnung und Destruktion im Bereich von Kuppelraum (Abbau der lateralen Attikwand) und Antrum.
Felsenbeinlängsfraktur – insbesondere, wenn Fraktur auf Schüller-Aufnahme nicht erkennbar.

---

* E.G. Mayer (1893–1969), Röntgenologe in Wien

13 Felsenbein nach Stenvers*

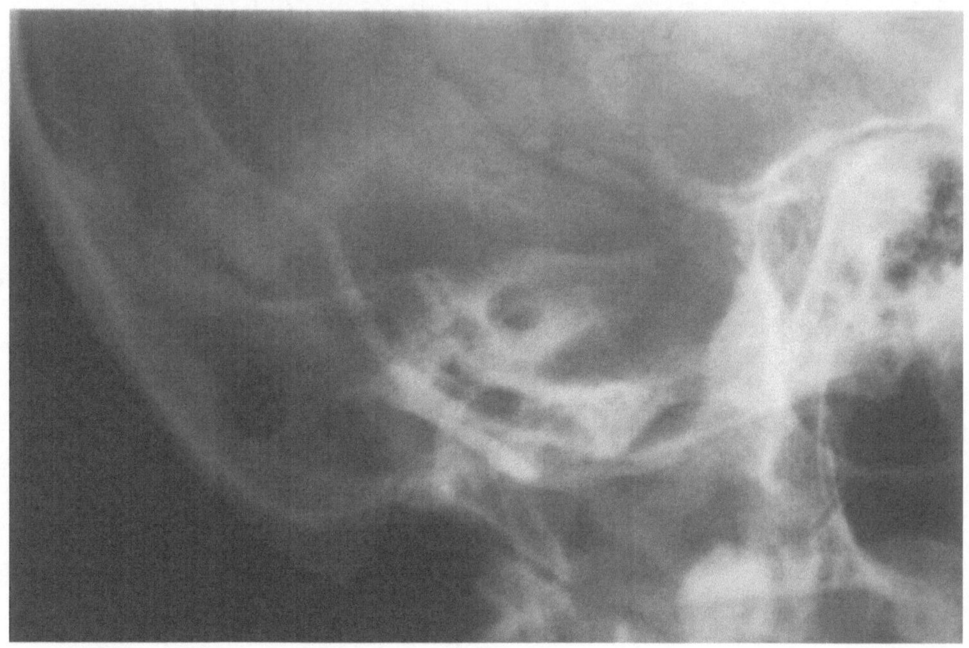

Lagerung: Kopf so zur untersuchten Seite gedreht, daß Stirn, Jochbein und seitliche Orbitawand der Kassette anliegen. Sagittalebene und Filmebene bilden einen Winkel von 45°.

Zentralstrahl: Um 12° kaudokranial geneigt.

Filmmitte: Mitte zwischen äußerem Gehörgang und lateralem Augenwinkel der filmnahen Seite.

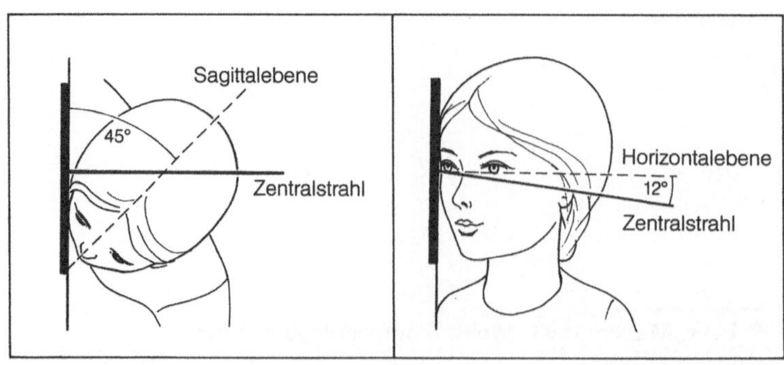

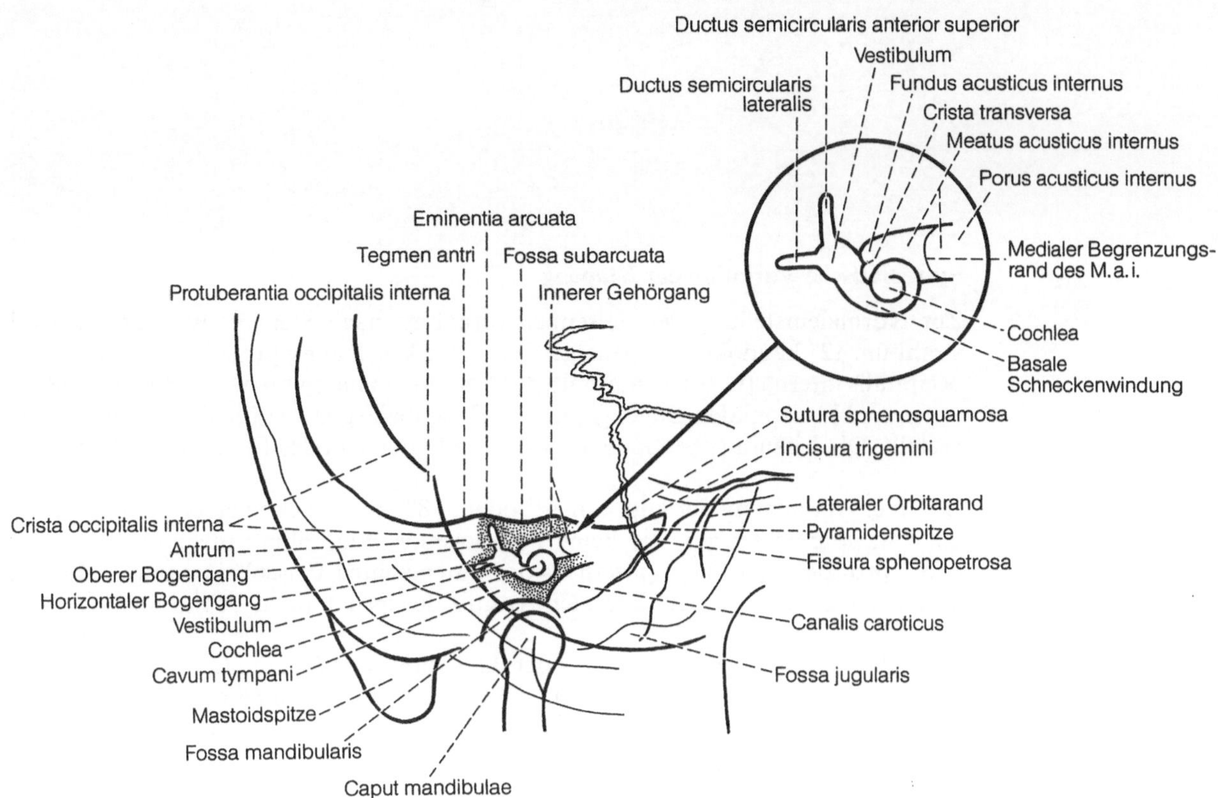

Beurteilbarkeit: Die Pyramide ist von der Spitze bis zum Warzenfortsatz übersehbar, da sie filmparallel verläuft. Der Kopf ist dann richtig gedreht, wenn die Crista occipitalis (= sagittalis) interna hinter dem horizontalen Bogengang verläuft.
Gut erkennbar sind Labyrinthblock mit Bogengängen und Cochlea, innerer Gehörgang (normale Weite 6–8 mm. Seitendifferenz bis 1 mm: normal; 1–2 mm: grenzwertig; 2 mm und mehr: pathologisch!). Pyramidenoberkante, Pyramidenspitze. Bei ausgeprägter Pneumatisation sind Labyrinth und innerer Gehörgang schlecht zu erkennen.
Stenvers-Aufnahme auch zur Darstellung des Warzenfortsatzes geeignet, wenn heller belichtet wird.
Zu Vergleichszwecken immer Aufnahmen beider Felsenbeine!

Indikation: Anlagebedingte Fehlbildungen des Innenohres, Veränderungen der Labyrinthkapsel. Perilabyrinthäre und Pyramidenspitzeneiterung. Pyramiden-Arrosionen (Epipharynx-Ca., Metastasen, Glomustumor, Meningiom), Akustikusneurinom. – Felsenbeinquerfraktur.

---

* H.W. Stenvers (1889–1973), Neurologe und Pionier der Neuroradiologie in Utrecht

14a Stenvers-Fehleinstellung

Systematische Variation der Kippung

Zur Normaleinstellung der Felsenbeinaufnahme nach Stenvers wird der Zentralstrahl um 12° kaudokranial geneigt. Bei dieser Einstellung projiziert sich die Crista occipitalis interna (C.o.i.) unterhalb des Felsenbeinmassivs bzw. zwischen Mastoidzellen und horizontalen Bogengang. Die Felsenbeinspitze ist überlagerungsfrei dargestellt. Die Fissura sphenopetrosa wird am Unterrand des Felsenbeins sichtbar.

Bei einer Abflachung der Kippung (2° oder −8°) kommt es zu einer Fehlprojektion der Innenohrstrukturen, die keine ausreichende Beurteilung mehr erlauben. Die C.o.i. projiziert sich dann unterhalb des untersuchten Felsenbeinmassivs. Die Felsenbeinspitze wird von der lateralen Kontur der ipsilateralen Orbita überlagert.

Wird die Kippung verstärkt (22° oder 32°), dann wandert die C.o.i. nach kranial. Die Innenohrstrukturen überlagern sich derart, daß der innere Gehörgang sowie Bogengänge und Vestibulum ebenfalls nicht mehr optimal beurteilbar sind.

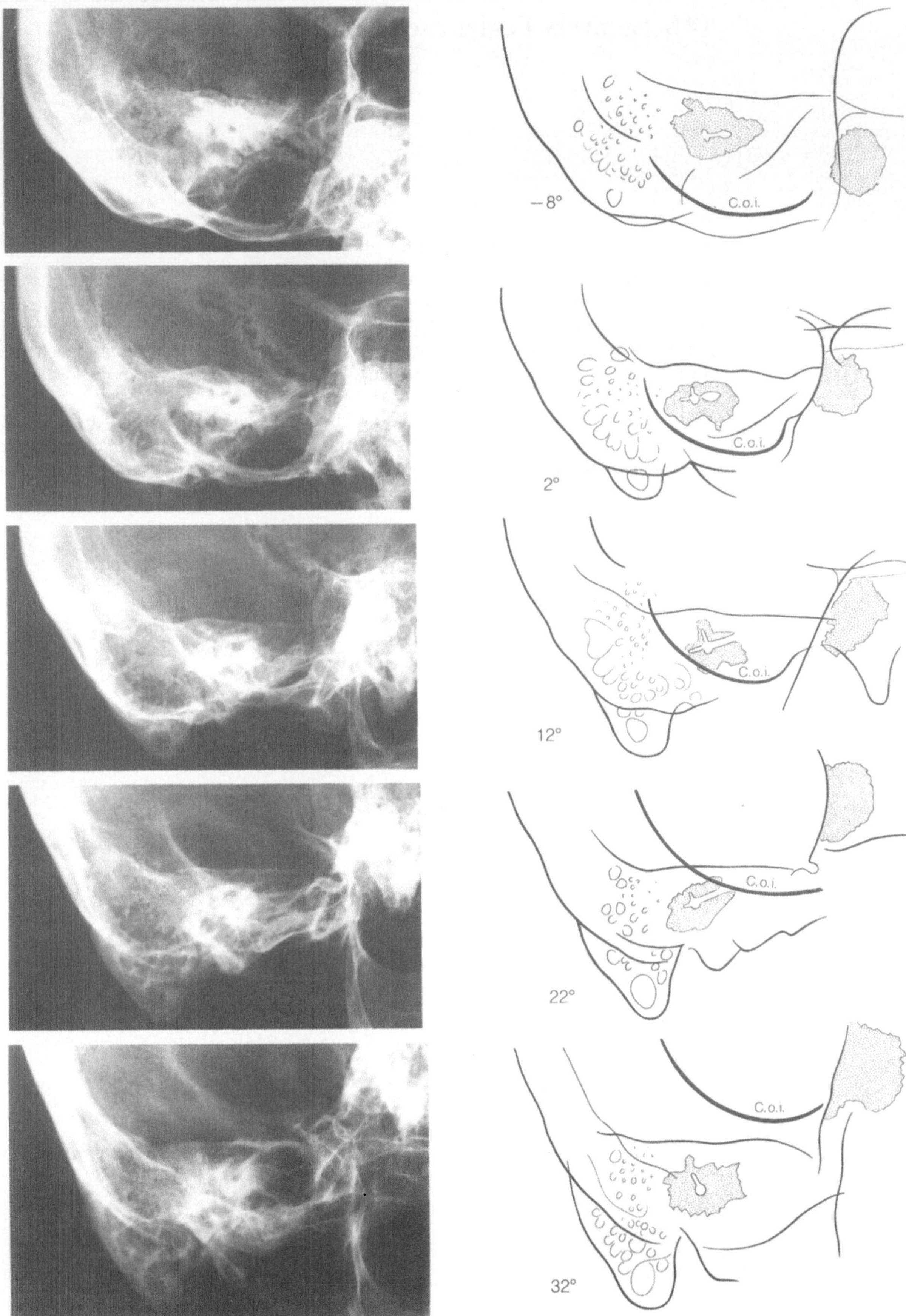

−8°
C.o.i.
2°
C.o.i.
12°
C.o.i.
22°
C.o.i.
32°
C.o.i.

14b Stenvers-Fehleinstellung

Systematische Variation der Drehung

Zur normalen Einstellung der Summationsaufnahme des Felsenbeins nach Stenvers ist eine Drehung des Kopfes um 45° am günstigsten. Bei regelrechter Einstellung projiziert sich die Crista occipitalis interna (C.o.i.) zwischen Mastoidzellen und Labyrinthblock. Bei dieser Drehung ist die Längsachse des zu untersuchenden Felsenbeins etwa parallel zur Filmebene.

Geht man von einer rein seitlichen Lagerung des Schädels aus und dreht um 25° oder 35° (zu flache Drehung), dann liegen die Felsenbeine sehr nahe beieinander, die Felsenbeinspitze ist überlagert und die Innenohrstrukturen sind schlecht beurteilbar.

Führt man eine Drehung von 55° oder 65° aus (zu steile Drehung), überlagert die Orbita die Felsenbeinspitze. Die C.o.i. wandert zur Pyramidenspitze.

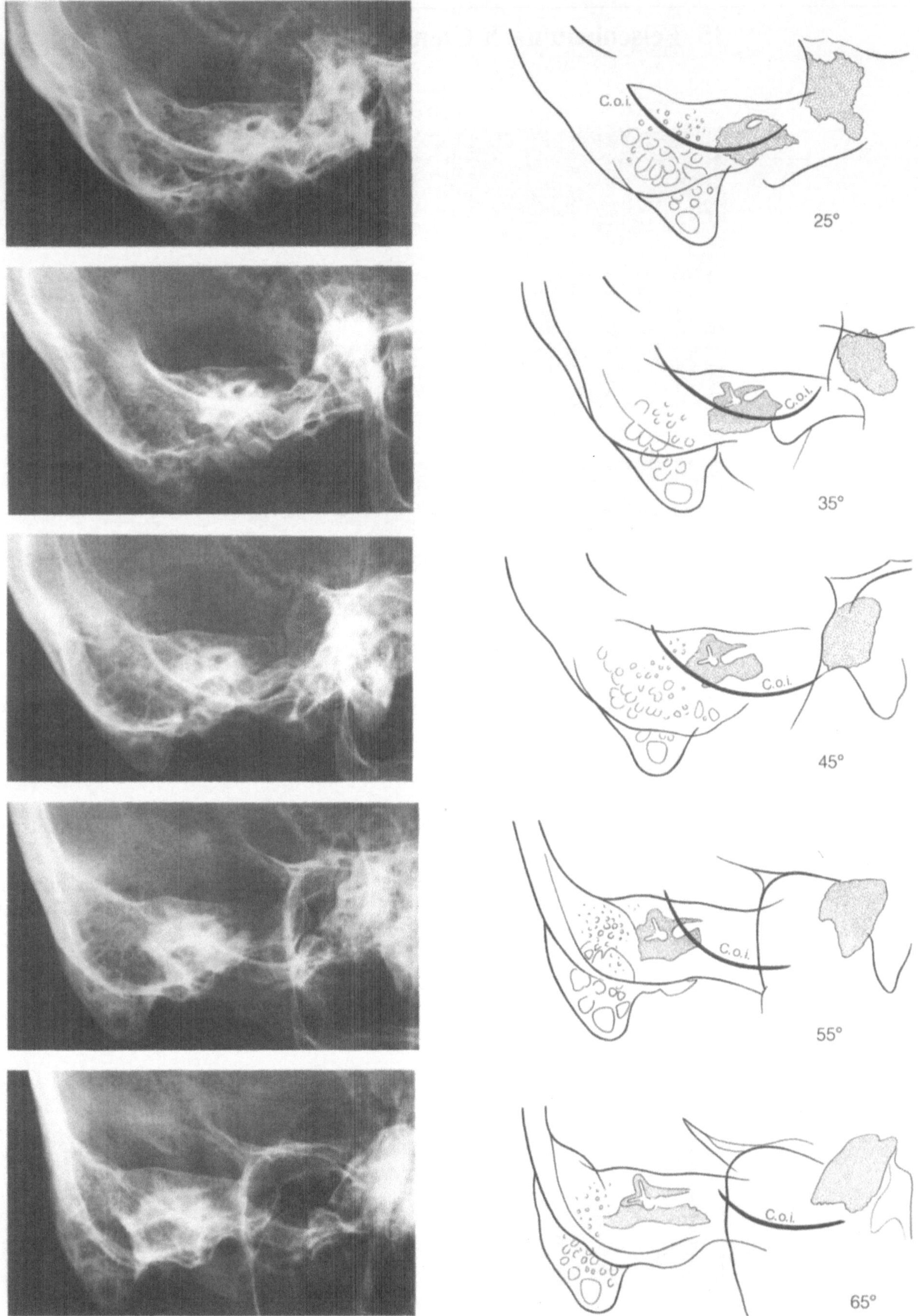

C.o.i.
25°
C.o.i.
35°
C.o.i.
45°
C.o.i.
55°
C.o.i.
65°

15 Felsenbein nach Chaussé * III

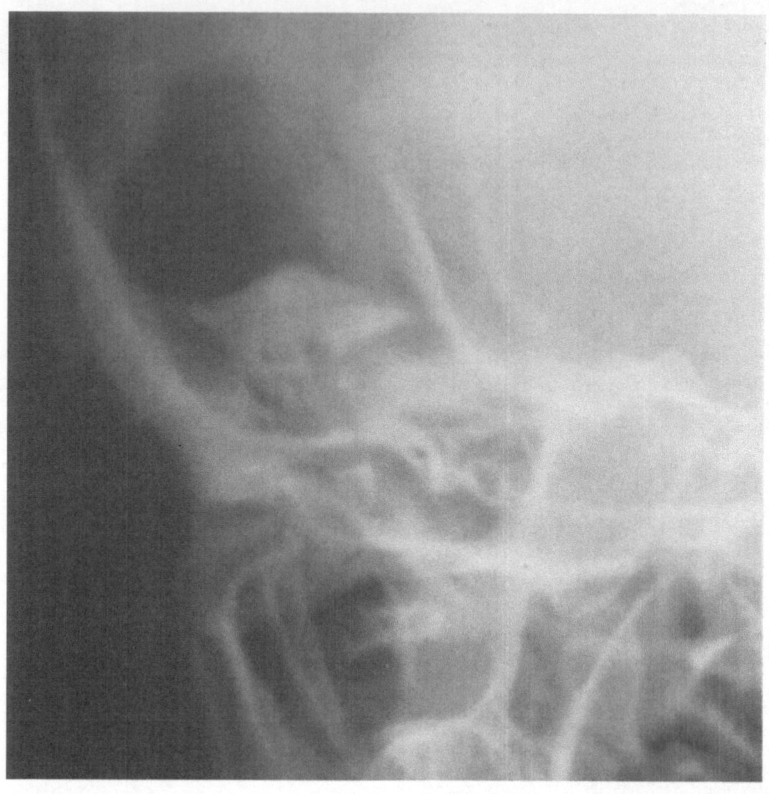

Lagerung: Der Hinterkopf liegt der Filmkassette an und wird um 15° zur entgegengesetzten Seite gedreht. Die Deutsche Horizontale verläuft senkrecht zur Filmebene.

Zentralstrahl: Verläuft a.p. um 25°–30° kraniokaudal gekippt. Eintritt: Mitte zwischen äußerem Orbitarand und Gehörgang (Tragus). Bei der Wullstein-Aufnahme verläuft der Strahlengang in entgegengesetzter Richtung.

Filmmitte: Hinterkopf paramedian.

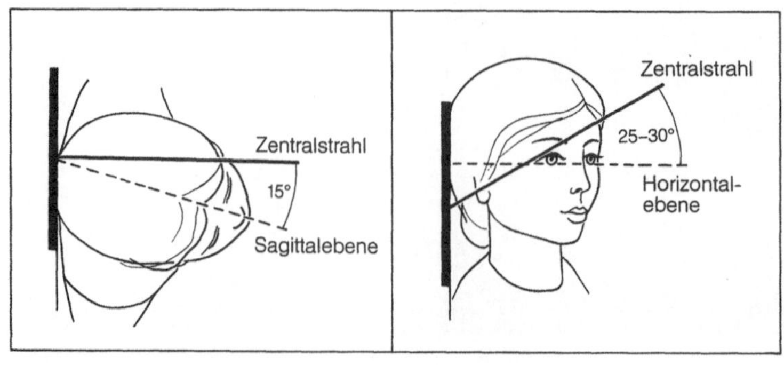

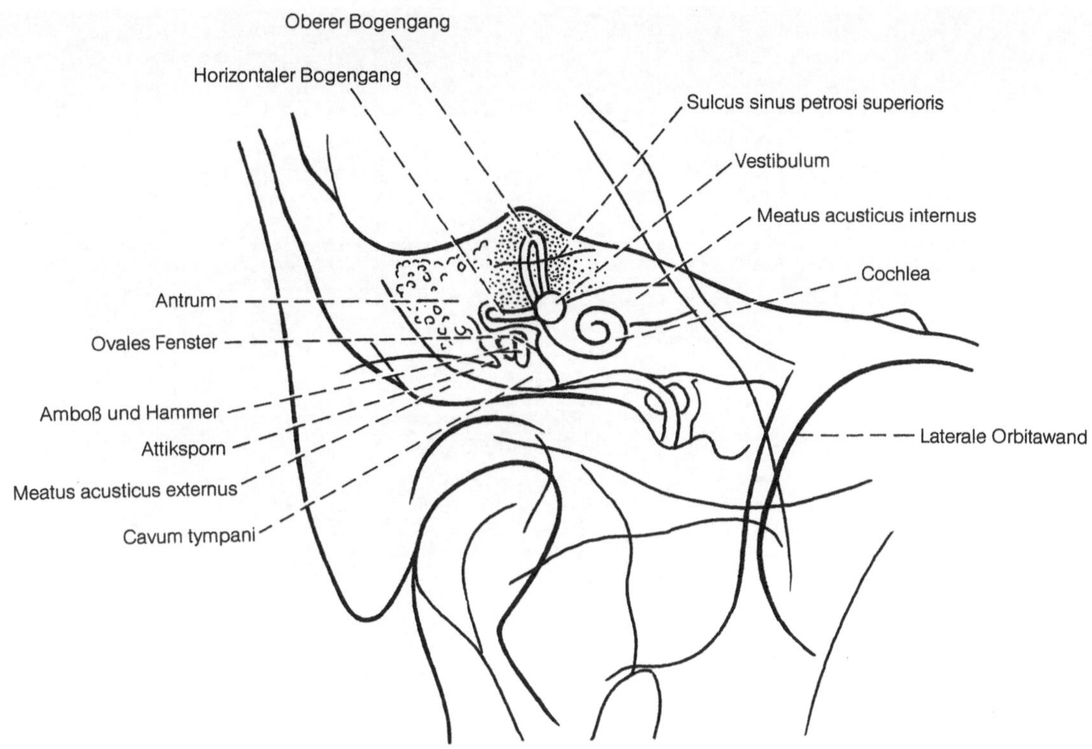

Beurteilbarkeit: Innenohrräume, insbesondere oberer und horizontaler Bogengang, Vestibulum, Cochlea und innerer Gehörgang. Mittelohrräume (Paukenhöhle, Kuppelraum, frei projiziertes Antrum!), insbesondere Attiksporn, Gehörknöchelchen, äußerer Gehörgang, insbesondere Gehörgangsdach.
Zu Vergleichszwecken immer Aufnahmen beider Felsenbeine!

Indikation: Trommelfellebene, Promontorialwand und Kuppelraum sind „parallel" abgebildet und nicht übereinander projiziert. Daher ist diese Aufnahmerichtung für die Beurteilung der Ausdehnung und Destruktion von Cholesteatomen (Antrum, Traktusnische, laterale Attikwand, Attiksporn) besonders geeignet. Selbst eine Labyrinthfistel im horizontalen Bogengang kann erkennbar sein. – Außerdem Pyramidenquerfraktur.

---

* C. Chaussé (1890–1965), Otorhinolaryngologe in Paris

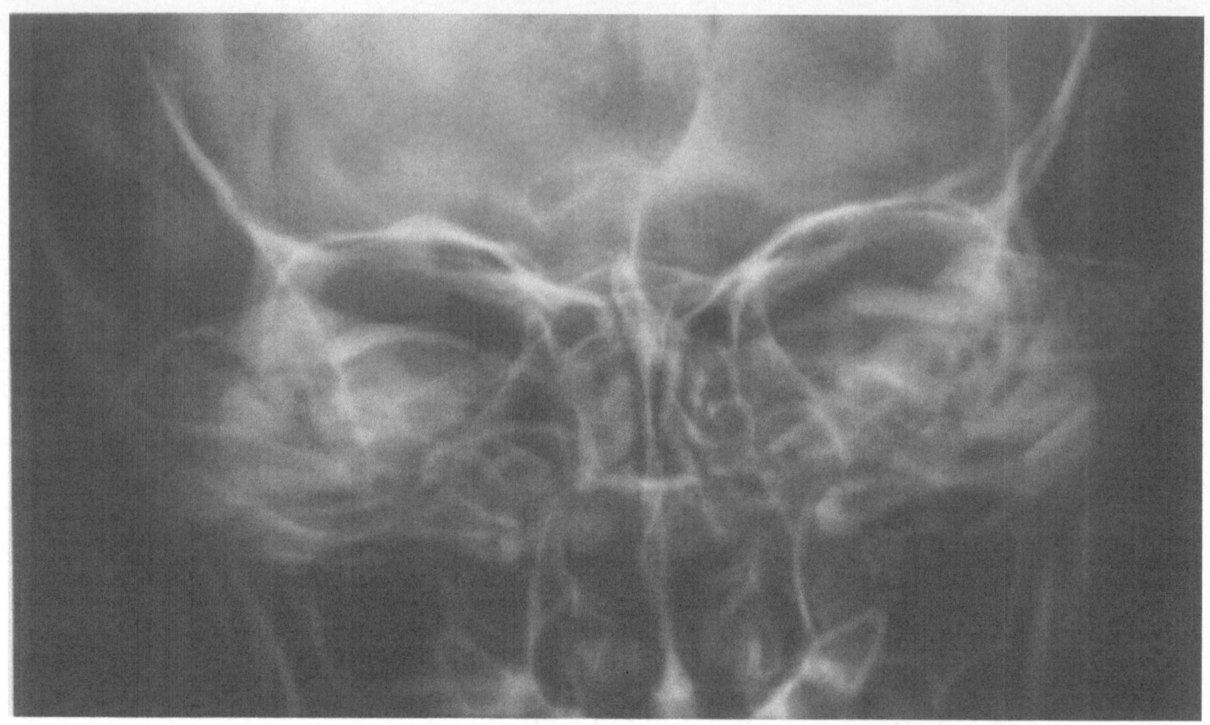

Lagerung: Stirn und Nase liegen so der Kassette an, daß die Deutsche Horizontale senkrecht zur Filmebene verläuft. Die Position entspricht etwa der okzipito-frontalen Nasennebenhöhlenaufnahme. Die Pyramidenoberkante soll sich 1 cm unterhalb des Orbitadaches projizieren.

Zentralstrahl: Verläuft senkrecht zur Filmebene.

Filmmitte: Nasenwurzel.

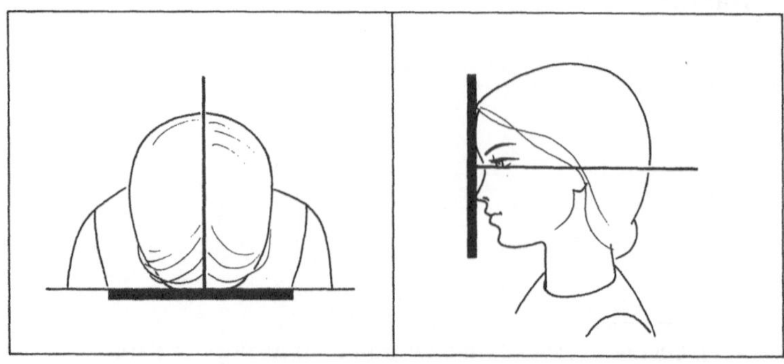

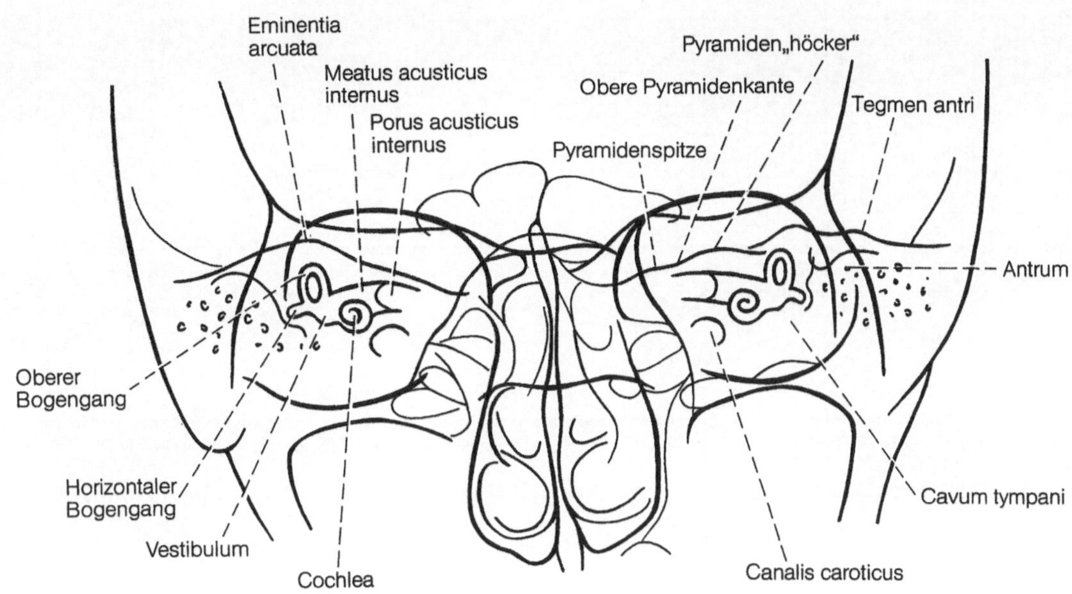

Beurteilbarkeit: Beide Pyramiden werden in die Mitte der Augenhöhlen projiziert. Labyrinth und innerer Gehörgang werden übersichtlich und gleichzeitig abgebildet. Im Gegensatz zur Stenvers-Aufnahme wird der innere Gehörgang exakt rechtwinklig getroffen und dadurch in voller Länge abgebildet.

Indikation: Kleinhirnbrückenwinkeltumoren, insbesondere das Akustikusneurinom. Tumoröse (z.B. Epipharynx-Ca. mit Infiltration der Schädelbasis) und entzündliche (z.B. Gradenigo-Syndrom) Pyramidenspitzenprozesse. – Pyramidenquerfraktur.

---

* s.S. 25

17 Pyramidenvergleichsaufnahme nach Altschul* und Uffenorde**

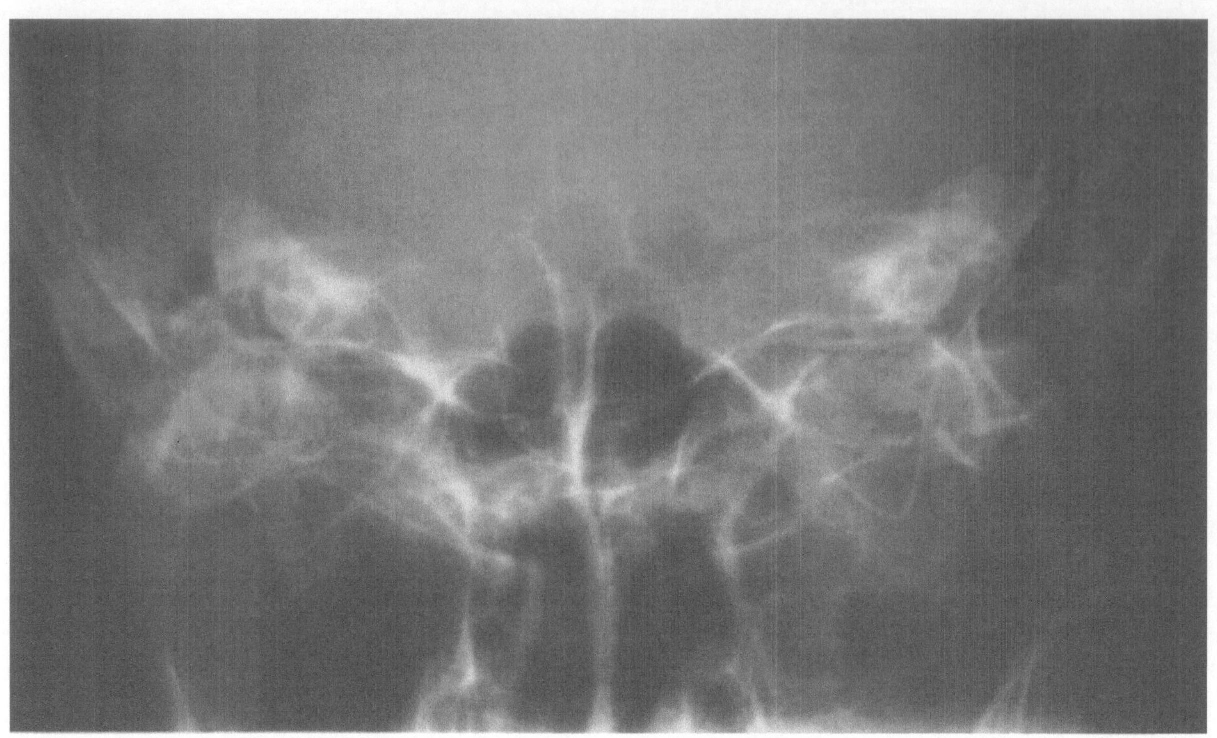

Lagerung: Kopf nach vorn gebeugt. Hinterkopf wird der Kassette angelegt. Die Deutsche Horizontale verläuft senkrecht zur Filmebene.

Zentralstrahl: Strahlengang a.p. Zentralstrahl um 35° kraniokaudal geneigt (30°-Neigung = Towne Projektion). Eintritt: Stirn-Haargrenze.

Filmmitte: Nackenmitte.

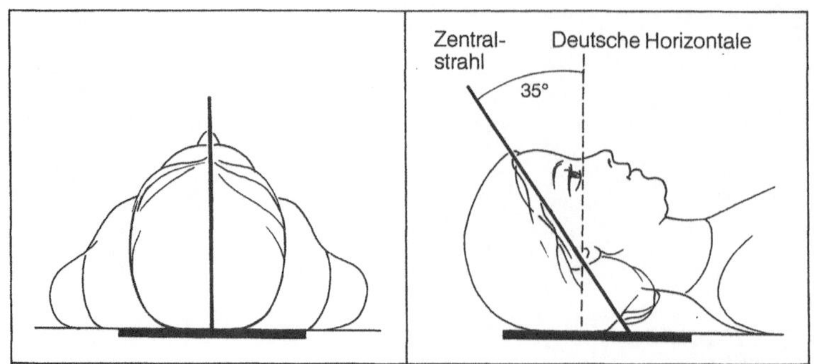

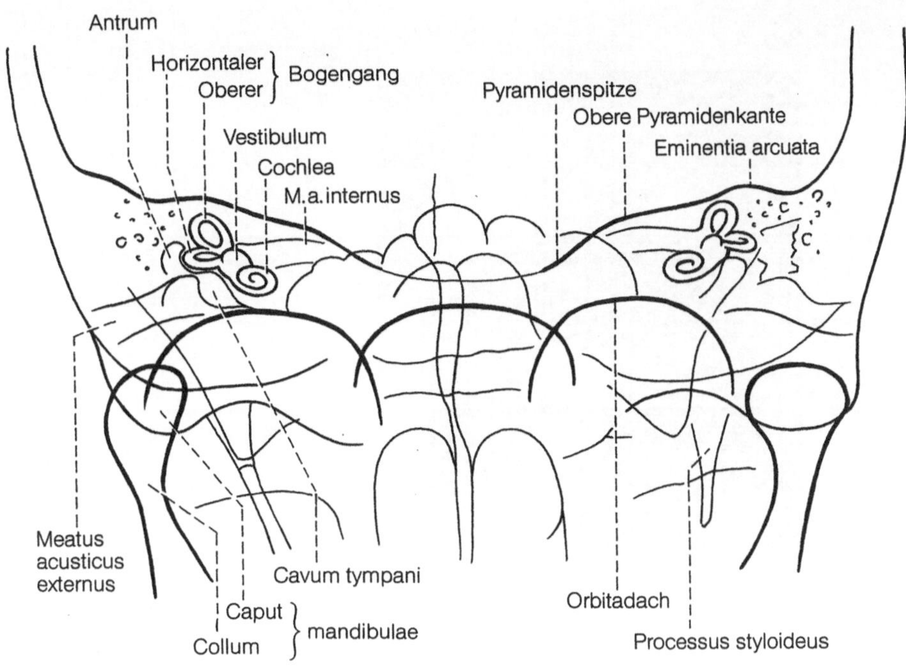

Beurteilbarkeit: Beide Pyramiden werden über die Augenhöhlen projiziert. Gleichzeitige Beurteilung und Vergleich der Pyramiden mit inneren Gehörgängen möglich. Die inneren Gehörgänge werden wie bei der orbitalen Pyramidenvergleichsaufnahme in voller Länge, aber aus einem anderen Winkel dargestellt. Die Rückflächen der Pyramiden werden tangential abgebildet. Os occipitale; Processus styloideus; Caput und Collum mandibulae im Seitenvergleich.

Indikation: Tumoren des inneren Gehörgangs (Akustikusneurinom) und Kleinhirnbrückenwinkels mit ihrer Beziehung zur hinteren Schädelgrube. – Frakturen der Hinterhauptschuppe sowie des Kieferköpfchens. Styloid-Syndrom (verlängerter Processus styloideus und verkalktes Ligamentum stylohyoideum).

---

* W. Altschul (1883–1942), Röntgenologe in Prag
** W. Uffenorde (1879–1947), Otorhinolaryngologe in Marburg

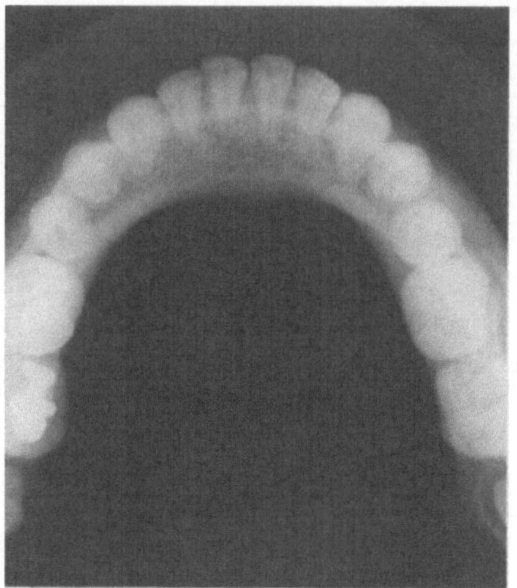

Lagerung: Der Kopf wird stark in den Nacken rekliniert. Der Film wird möglichst weit in den Mund geschoben und durch Aufbiß gehalten.

Zentralstrahl: Kommt von submental und verläuft senkrecht zum Film.

Filmmitte: 3 cm hinter der Kinnspitze.

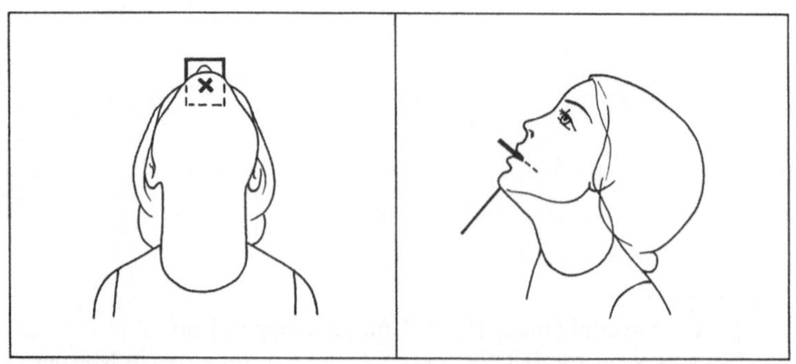

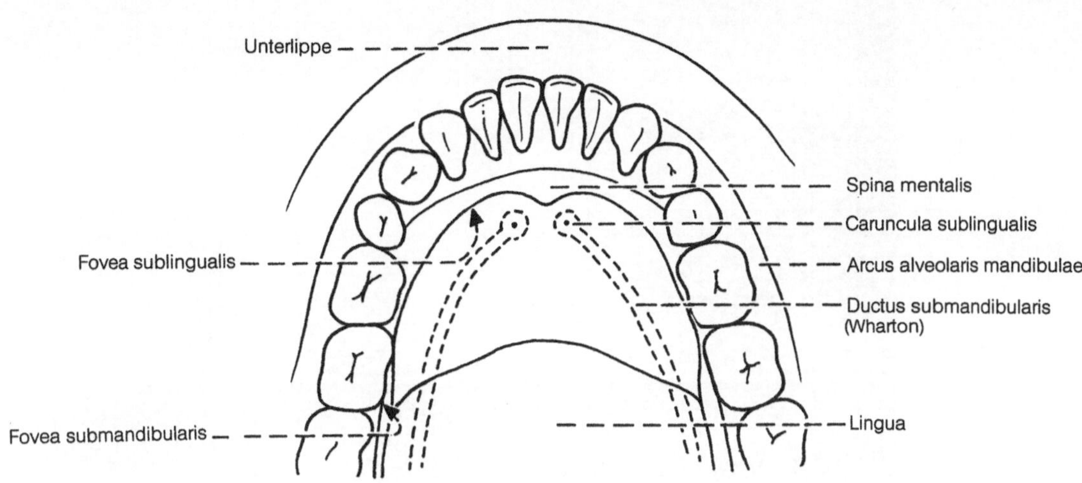

Beurteilbarkeit: Mundboden mit vorderem Anteil des Ausführungsganges der Gl. submandibularis.

Indikation: Sialolithiasis der Gl. submandibularis bei papillennahen Konkrementen.

19 Submandibularis halbschräg

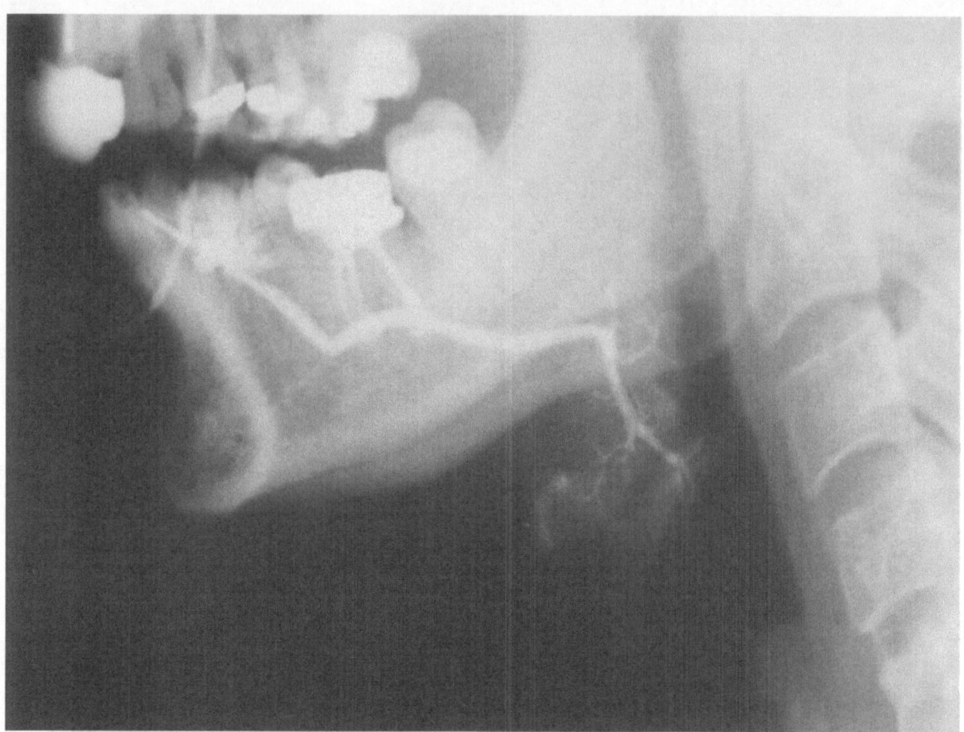

Lagerung: Patient sitzt seitlich des Aufnahmestativs, Kopf zur anliegenden Seite geneigt.

Zentralstrahl: Verläuft leicht kaudokranial, damit die beiden horizontalen Unterkieferäste nicht übereinander projiziert werden.

Filmmitte: Mitte des filmnahen horizontalen Unterkieferastes.

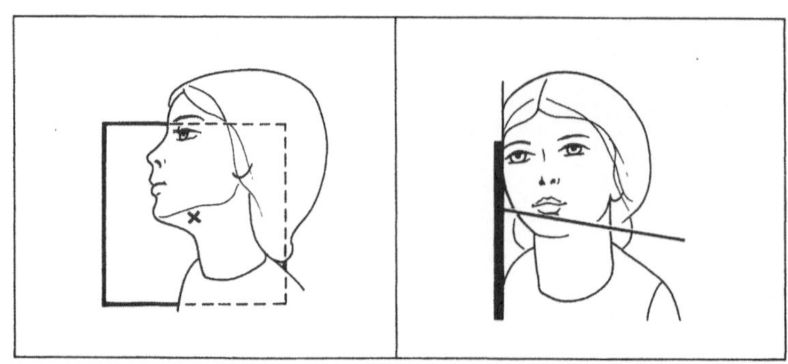

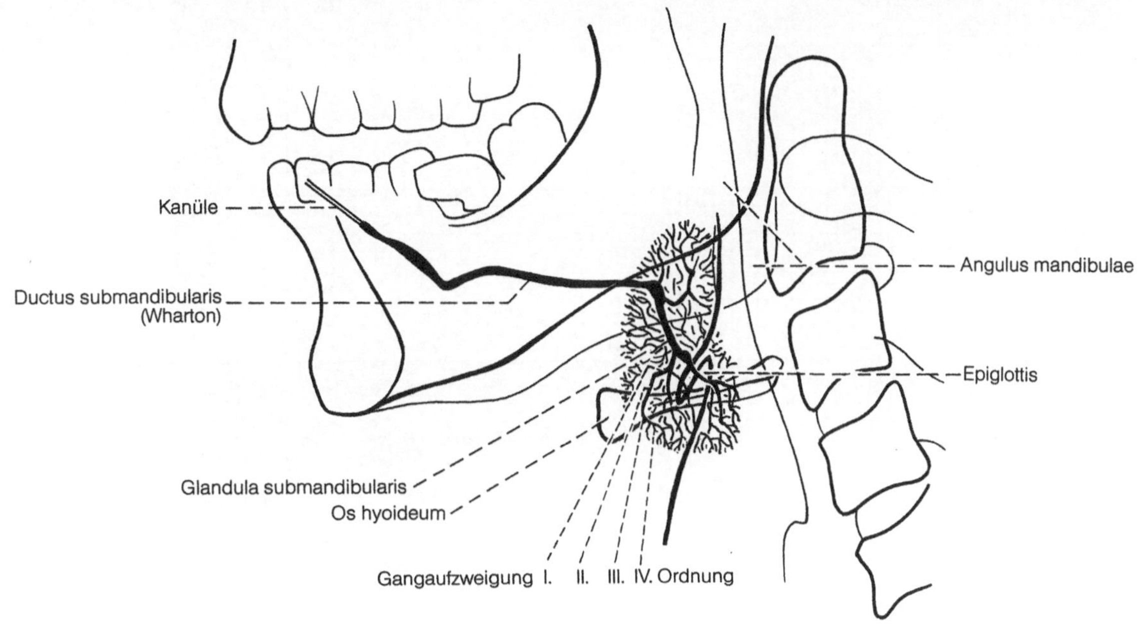

Beurteilbarkeit: Corpus mandibulae. Steinbildung im Gangsystem der filmnahen Glandula submandibularis. Im Sialogramm sind Gangsystem und Parenchymveränderungen erkennbar.

Indikation: Entzündungen, Tumoren und Frakturen des Unterkiefers und seiner Zähne. Als Leeraufnahme zum Nachweis drüsennaher Konkremente der Glandula submandibularis.
Die Sialografie erlaubt die Erkennung von chronischen Entzündungen, Konkrementen, Tumoren und Sialadenosen.

20 Parotis sagittal

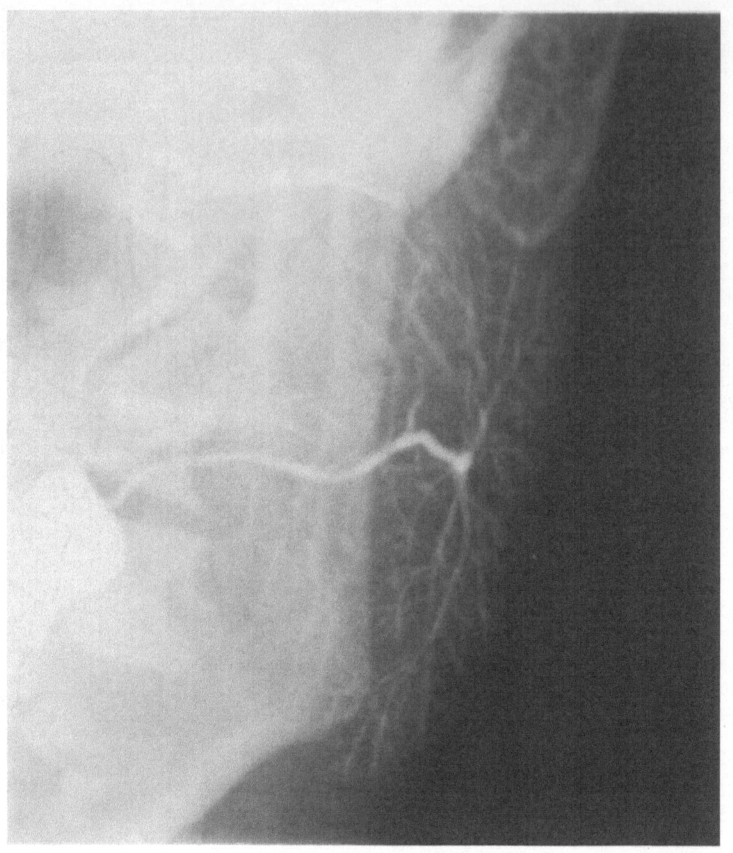

Lagerung: Stirn und Nase liegen der Kassette an.

Zentralstrahl: Verläuft p. a. und senkrecht zur Filmebene.

Filmmitte: Mitte des aufsteigenden Unterkieferastes.

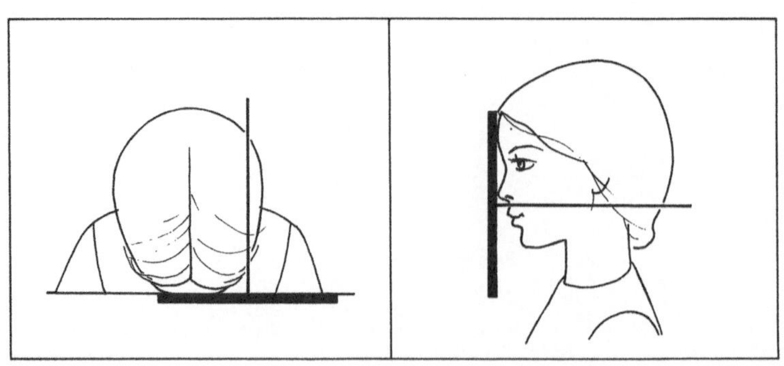

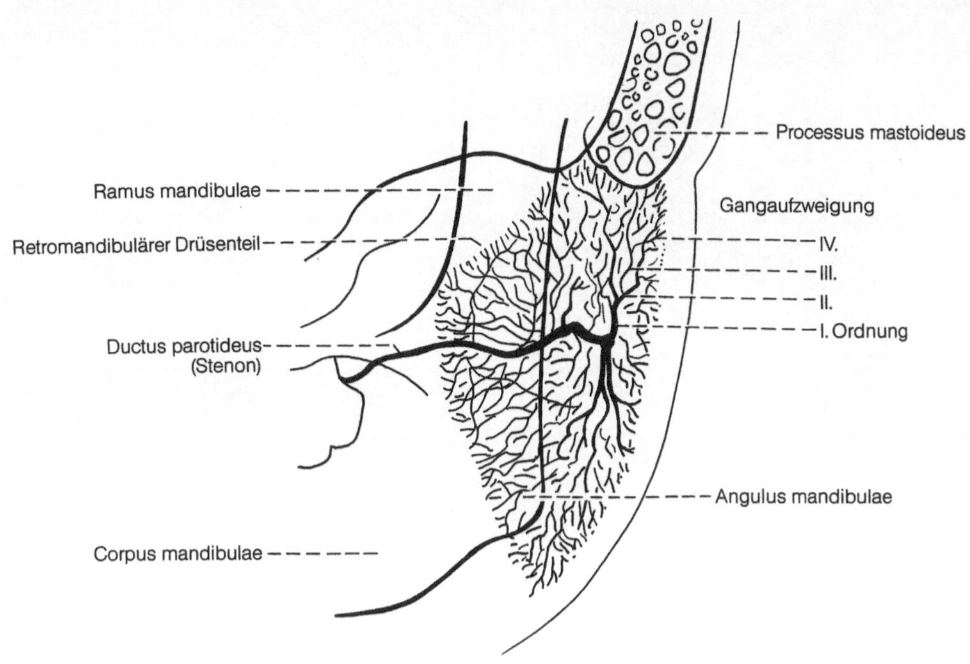

Beurteilbarkeit: Als Übersichtsaufnahme nur bei den sehr seltenen Phlebolithen und Konkrementen der Parotis. Nach Kontrastmittelfüllung (Sialografie) Verlagerung des Gangsystems der Parotis nach außen, oben oder unten durch Sialome oder Parasialome. Evtl. „Parotis axial-Aufnahme" (Einstellung wie Schädelbasisaufnahme) zur Darstellung des retromandibulären Drüsenanteils in der Fossa retromandibularis und deren Beziehung zum angrenzenden Spatium parapharyngeum.

Indikation: Zweite Ebene zur seitlichen Parotisaufnahme bei chronischen Entzündungen, Konkrementen, Tumoren und Sialadenosen.

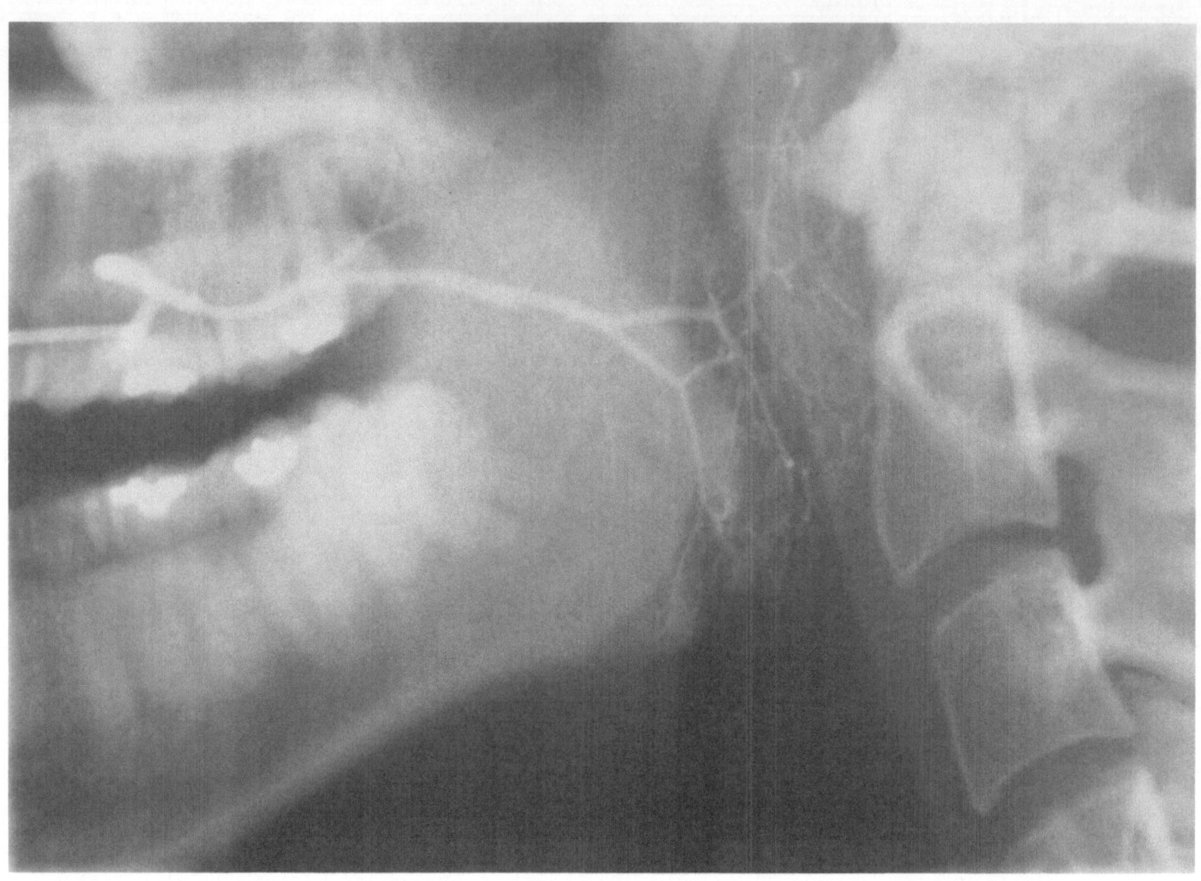

Lagerung: Kopf liegt der Kassette seitlich an.

Zentralstrahl: Verläuft senkrecht zur Filmebene.

Filmmitte: Mitte des aufsteigenden Unterkieferastes.

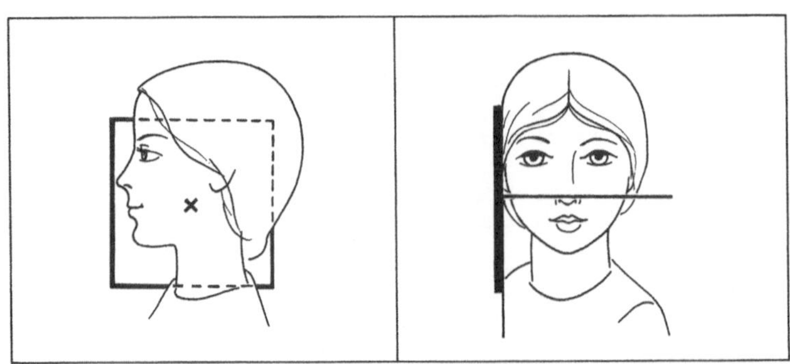

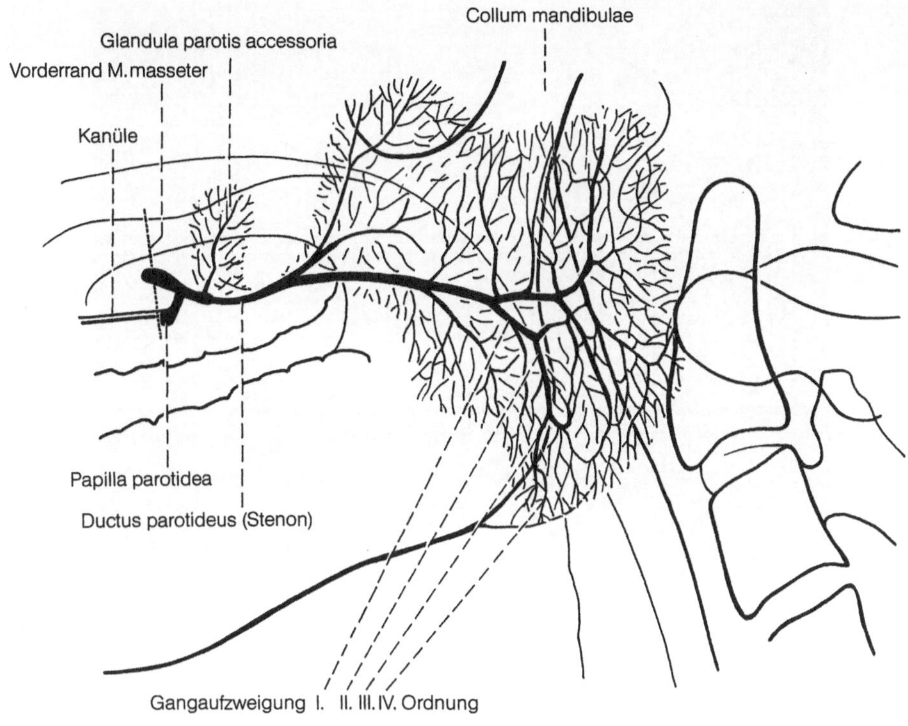

Beurteilbarkeit: Auf der Übersichtsaufnahme sind die sehr seltenen Parotissteine und Phlebolithen erkennbar. Nach Kontrastmittelfüllung (Sialografie) sind Gangsystem und Parenchymveränderungen beurteilbar.

Indikation: Chronische Entzündungen, Konkremente, Tumoren und Sialadenosen.

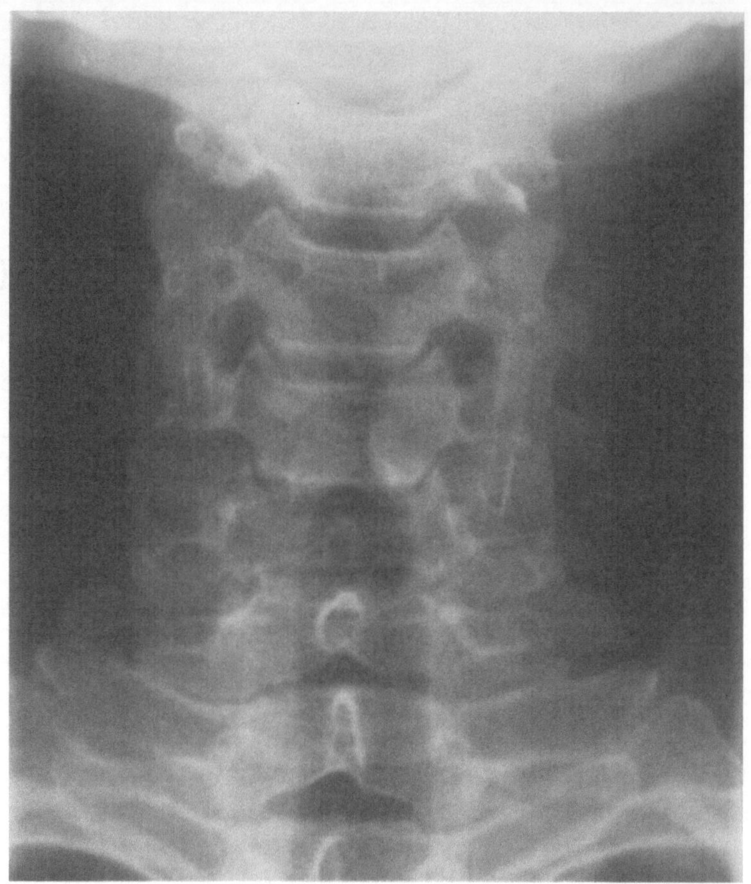

Lagerung: Der Patient sitzt vor der Aufnahmekassette mit nach hinten rekliniertem Kopf. Der Hals liegt der Kassette an.

Zentralstrahl: Ist auf die Nackengrube gerichtet und verläuft senkrecht zur Filmebene.

Filmmitte: Schildknorpelunterrand.

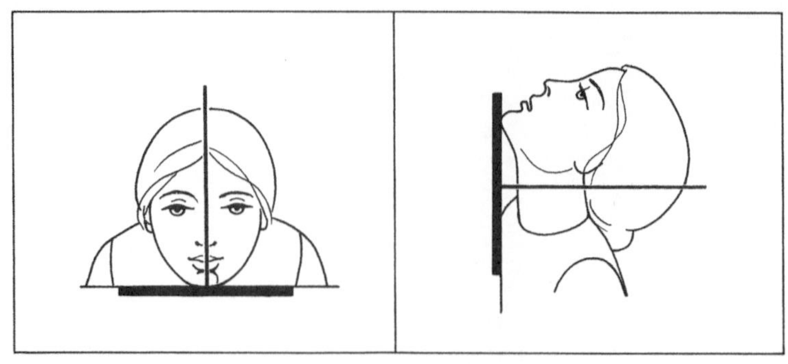

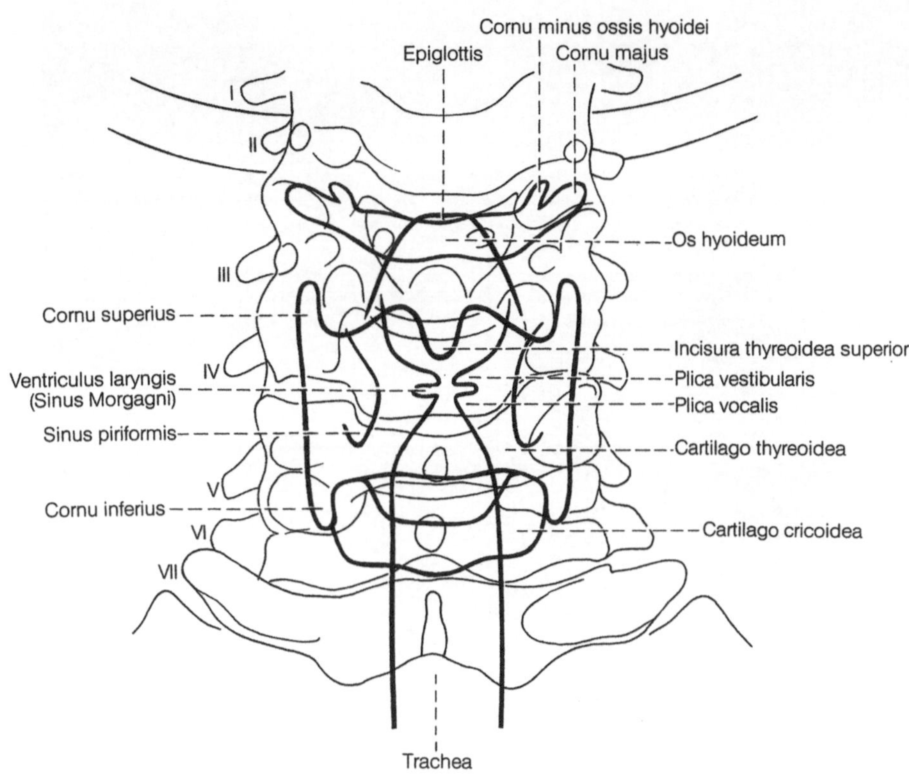

Beurteilbarkeit: Trotz Überlagerung durch die HWS wird das Profil des Kehlkopfinneren (Sanduhrform) gut dargestellt. Lage und Weite der Trachea sind erkennbar.

Indikation: Tumoren, Zysten und Zelen des Kehlkopfes. Lage bzw. Verlagerung von Kehlkopf und Trachea. Höhe und Ausdehnung von Trachealstenosen und Trachealkompression (wichtig vor Tracheotomie). Zusätzlich Aufnahmen in Respirations- und Phonationsphase (i-Phonation) zur Beurteilung der Stimmbandbeweglichkeit.
Nachweis einer Tracheomalazie unter Durchleuchtung mittels forciertem In- und Exspirationsmanöver nach Müller bzw. Valsalva.
Frakturen des Kehlkopfskelettes und Zungenbeins.

23 Kehlkopf seitlich

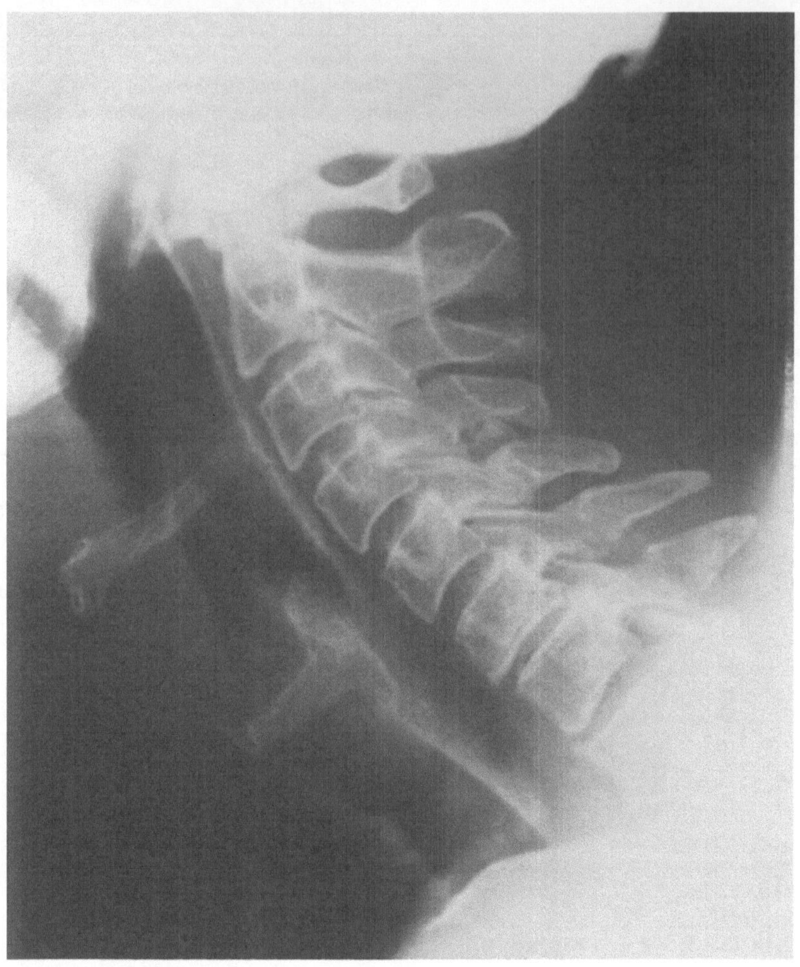

Lagerung: Der Patient sitzt seitlich des Aufnahmestativs mit leicht angehobenem Kopf.

Zentralstrahl: Verläuft senkrecht zur Filmebene und ist auf den Schildknorpel zentriert.

Filmmitte: Mitte der Halsweichteile in Höhe des Schildknorpels.

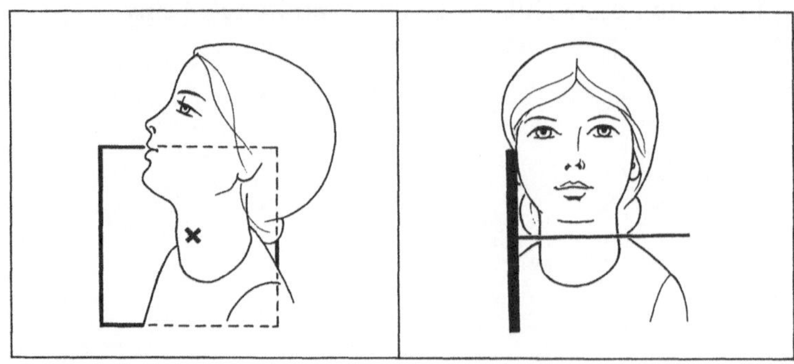

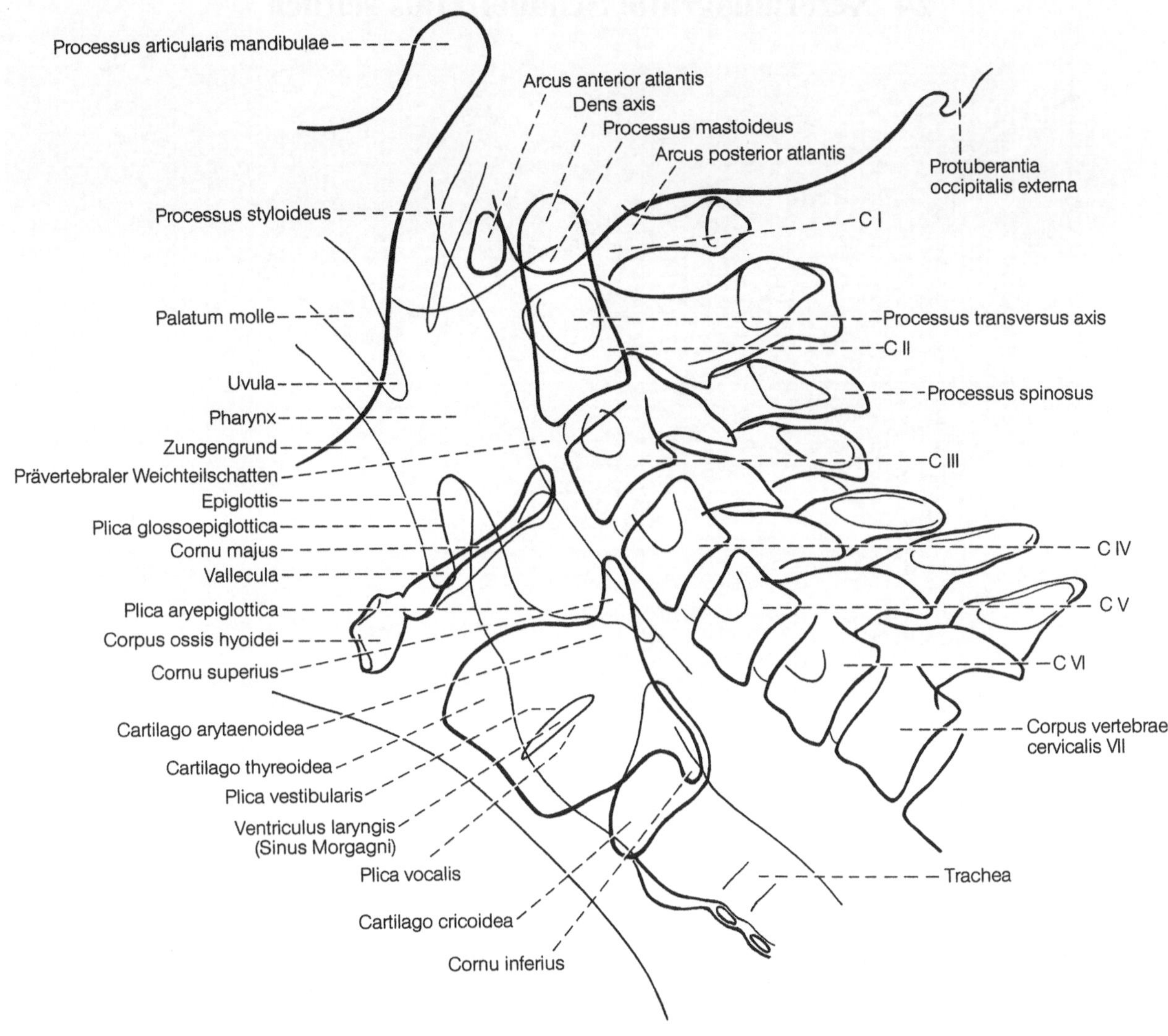

Beurteilbarkeit: Halswirbelsäule, Zungenbein, Epiglottis, Schild- und Ringknorpel sowie obere Trachea. Bei „weicher" Strahlung sind auch die Weichteilstrukturen des Kehlkopfes erkennbar. Außerdem werden Hypopharynx, Oesophaguseingang und prävertebraler Weichteilschatten abgebildet.
Gute Überschaubarkeit des Processus styloideus (evtl. mit verkalktem Ligamentum stylohyoideum) ist gegeben, wenn der Unterkiefer maximal nach vorne bewegt wird.

Indikation: Fremdkörper und Tumoren im Kehlkopfbereich. Frakturen des Kehlkopfes und Zungenbeins. Fremdkörper im oberen Oesophagus. Kollare Mediastinitis (prävertebrale Weichteilverbreitung mit Luftansammlung!) und Spondylitis bzw. Spondylodiscitis. Styloid-Syndrom.

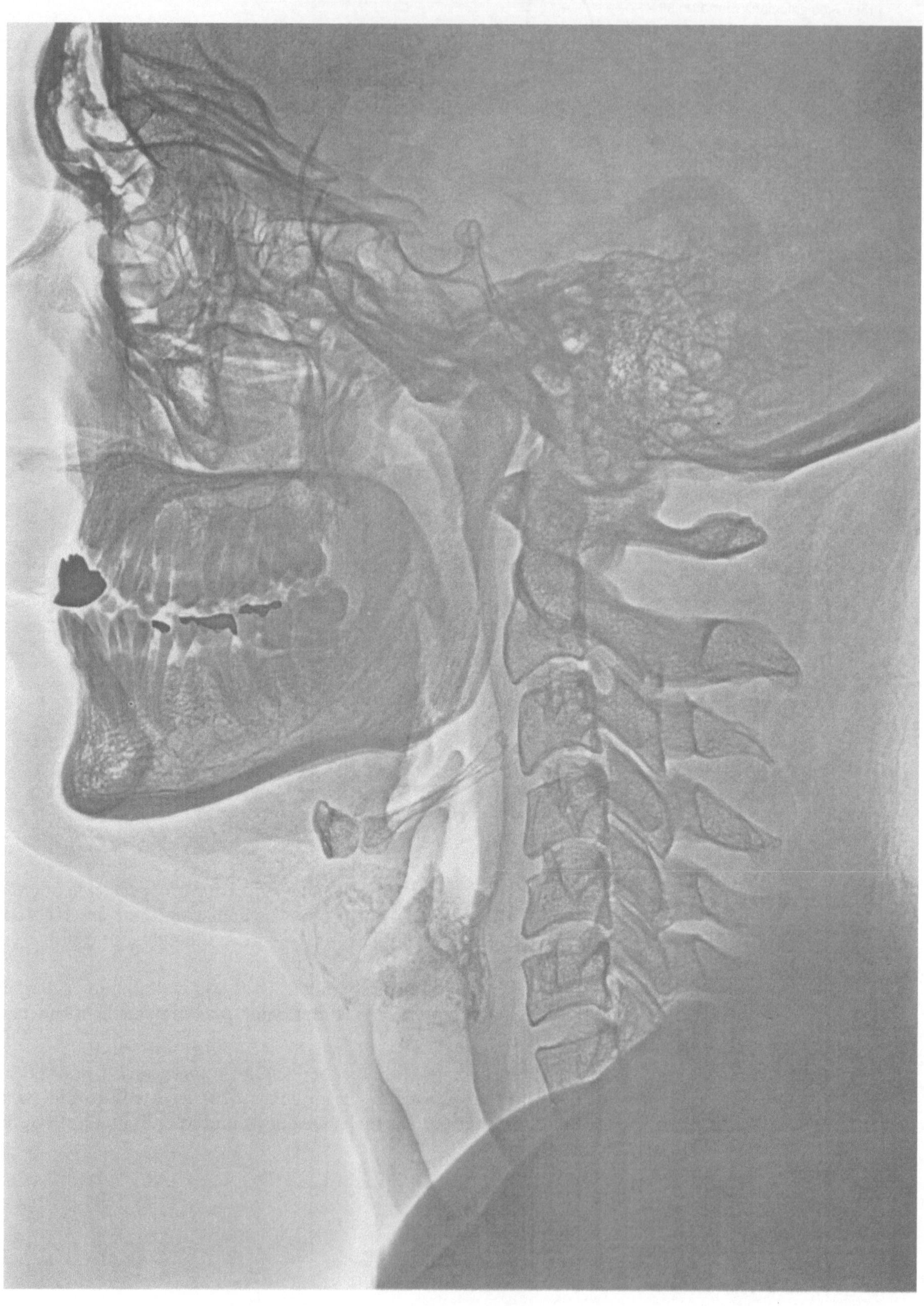

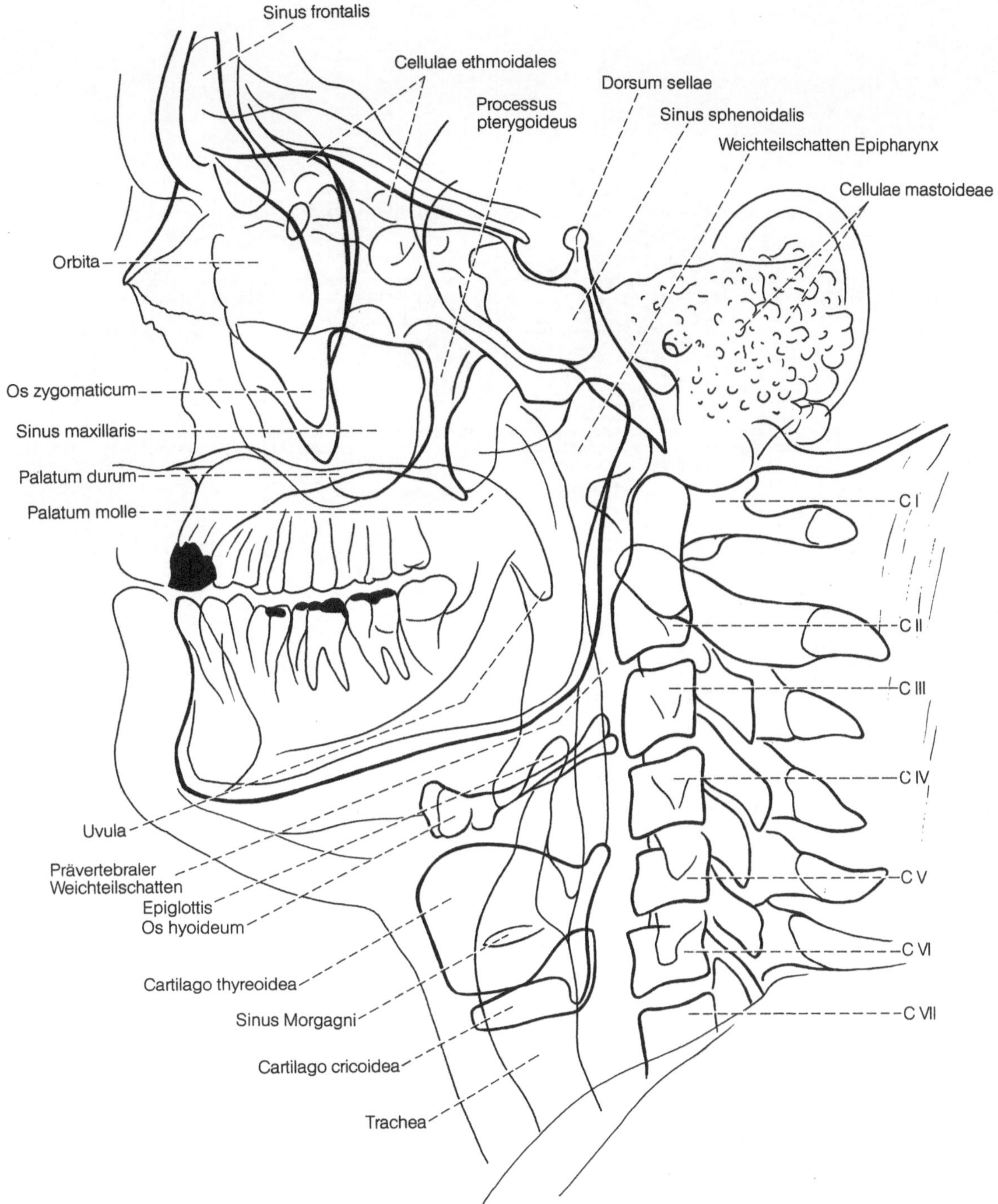

Die xeroradiografische Röntgenaufnahme des Schädels und des Halses hat aufgrund des Konturverstärkungseffektes der Selenplatte einen großen Objektumfang. Weichteile und Knochen werden gleichzeitig abgebildet. kV-Zahl und mAs-Produkt liegen in der gleichen Größenordnung wie bei Röntgenfilmaufnahmen. Die Xerodiogramme eignen sich gut zu kephalometrischen Messungen sowie zur Darstellung von Raumforderungen der Hypopharynxregion, des Kehlkopfes und der Halsweichteile. Seit der Einführung von Sonografie und Computertomografie hat die Bedeutung der Xeroradiografie jedoch abgenommen.

25 Panoramaaufnahme (Orthopantomogramm)

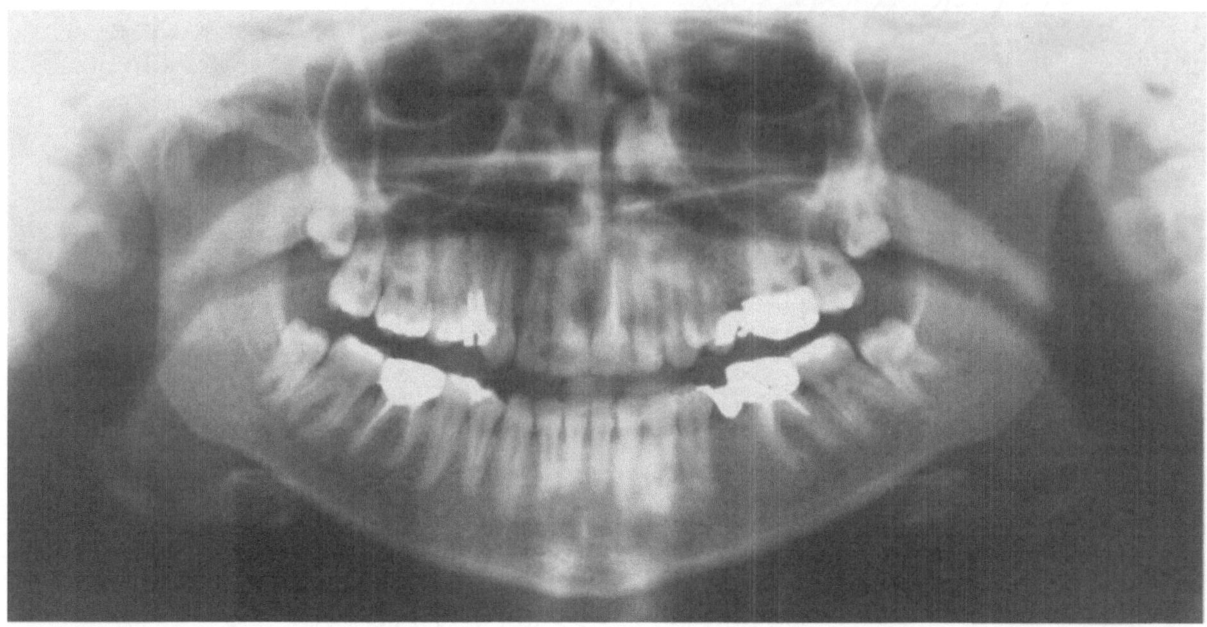

Die Panorama-Schichtuntersuchung von Ober- und Unterkiefer wird an einem
Spezialuntersuchungsgerät mit einer bogenförmig gekrümmten Kassette durchgeführt. Zur Abbildung gelangen Ober- und Unterkiefer einschließlich der Zahnrei-
hen, Kieferhöhlen und Nasenhaupthöhle, Pterygoidfortsätze sowie Anteile des Or-
bitabodens, der Halswirbelsäule und des Os hyoideum.

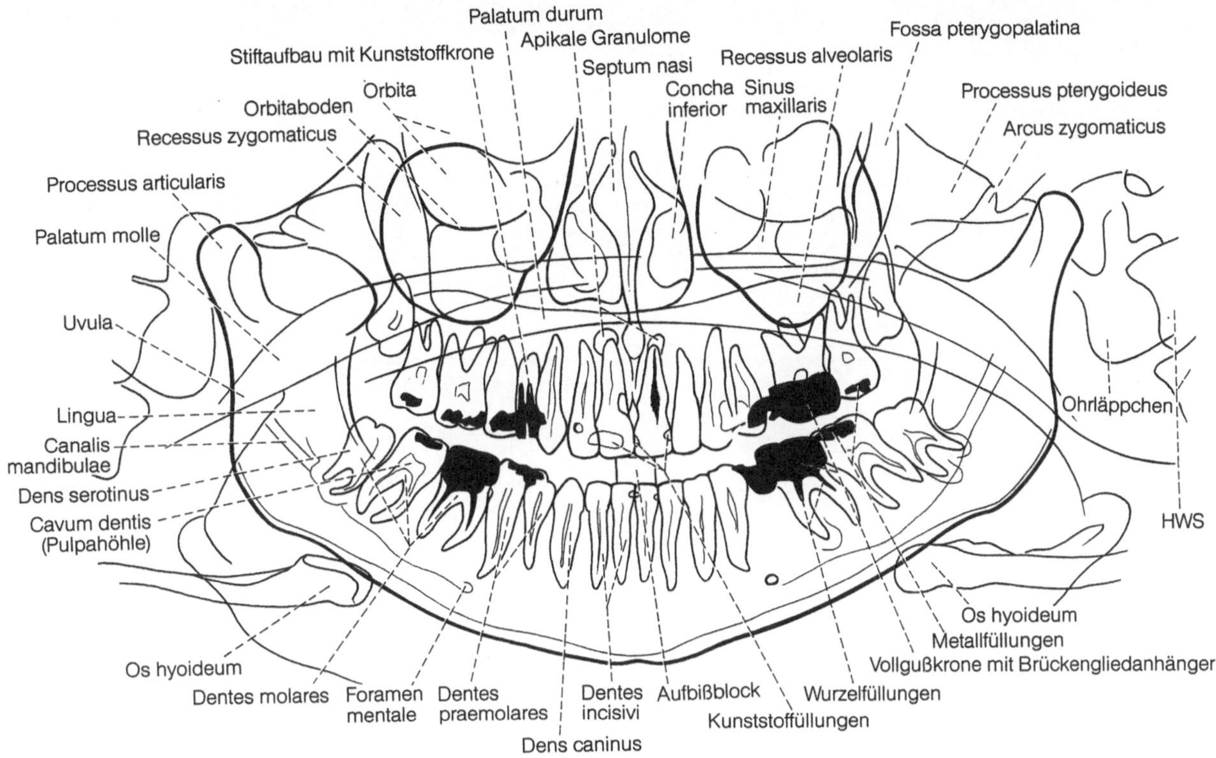

Das Hauptanwendungsgebiet liegt im zahnärztlichen Bereich: regressive Veränderungen an Zähnen und Kiefern, Zahnkaries, Parodontalerkrankungen, periapicale Entzündungen und Osteomyelitiden. Auf kieferorthopädischem und kieferchirurgischem Gebiet: Anomalien des Kauapparates, Zysten der Mandibula und Maxilla, odontogene Tumoren oder tumorähnliche Läsionen, Tumoren des Mundbodens sowie Zahn-Kiefertraumen. Auch Fremdkörper, zahnärztliche Materialien sowie Sialolithen kommen gut zur Darstellung. Ferner stellen dentogene Ursachen einer NNH-Entzündung eine Indikation zur Panoramaaufnahme dar.

Die Tomografie des Gesichtsschädels wird in Bauch- oder Rückenlage in sagittalem Strahlengang durchgeführt. Die Schichtabstände betragen im allgemeinen 5 mm. Alle Tomogramme sind mit hypozykloidaler Verwischung angefertigt. Aus einer solchen Schichtserie sind ausgewählte Tomogramme abgebildet.

Die Indikation zur Filmtomografie des Gesichtsschädels liegt heute vor allem in der Ergänzung zur Computertomografie. So können komplexe Fehlbildungssyndrome (Enzephalozelen, Neurofibromatose) mit den damit verbundenen ossären Defekten an der Schädelbasis filmtomografisch besser erfaßt werden. Auch zentrale, zentrolaterale und laterale Mittelgesichtsfrakturen, Blow-out-Frakturen der Orbita sowie frontobasale Frakturen lassen sich einfacher und kostengünstiger in der Filmtomografie diagnostizieren.

Die mit Weichteilveränderungen einhergehenden benignen und malignen Tumoren und chronischen Entzündungen im Bereich des Mittelgesichtes sind allerdings besser im Computertomogramm zu erkennen.

In der folgenden Bildserie sind sechs Tomogramme von vorne nach hinten angeordnet.

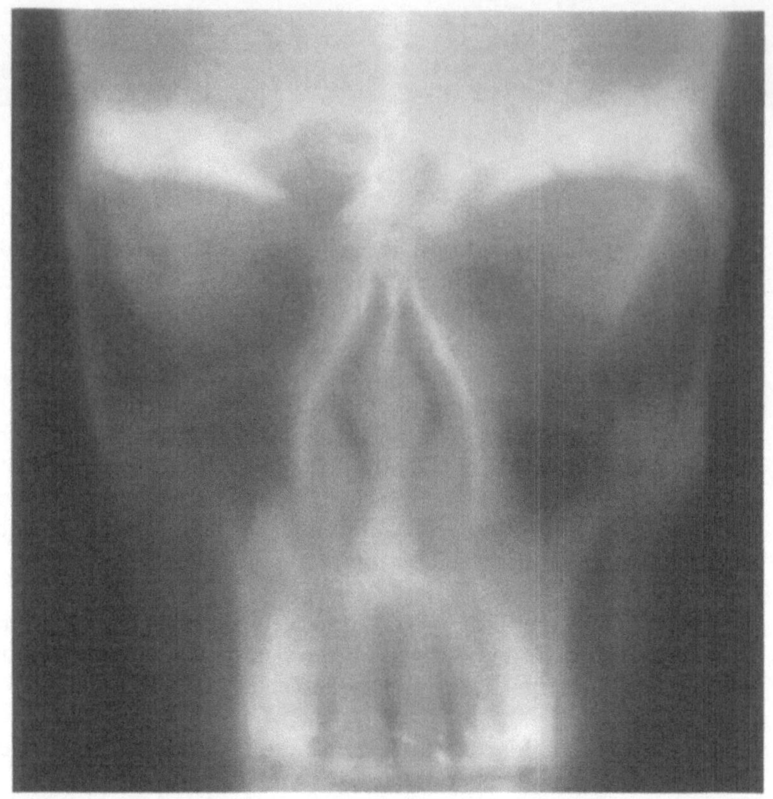

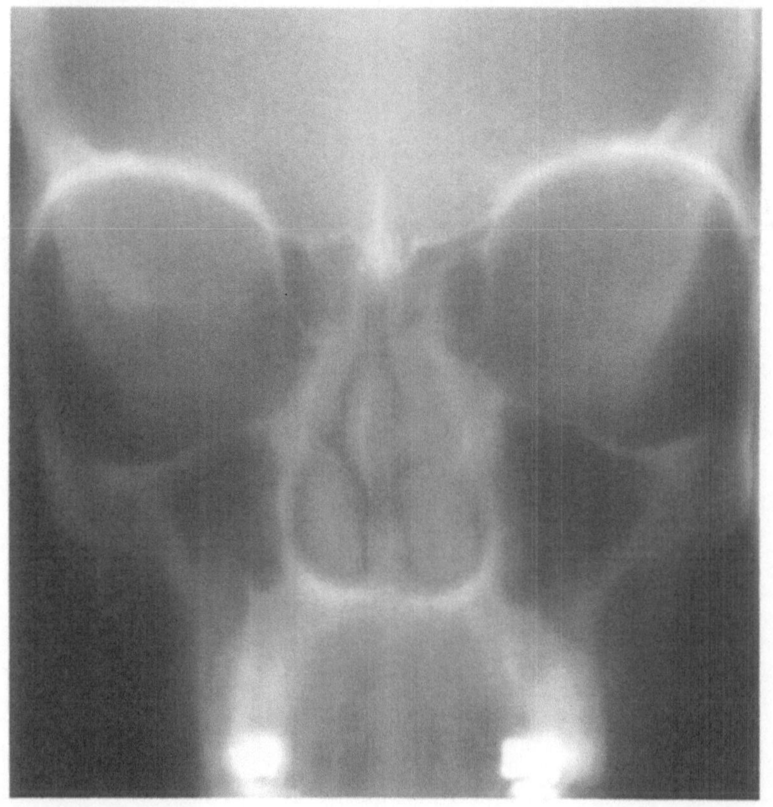

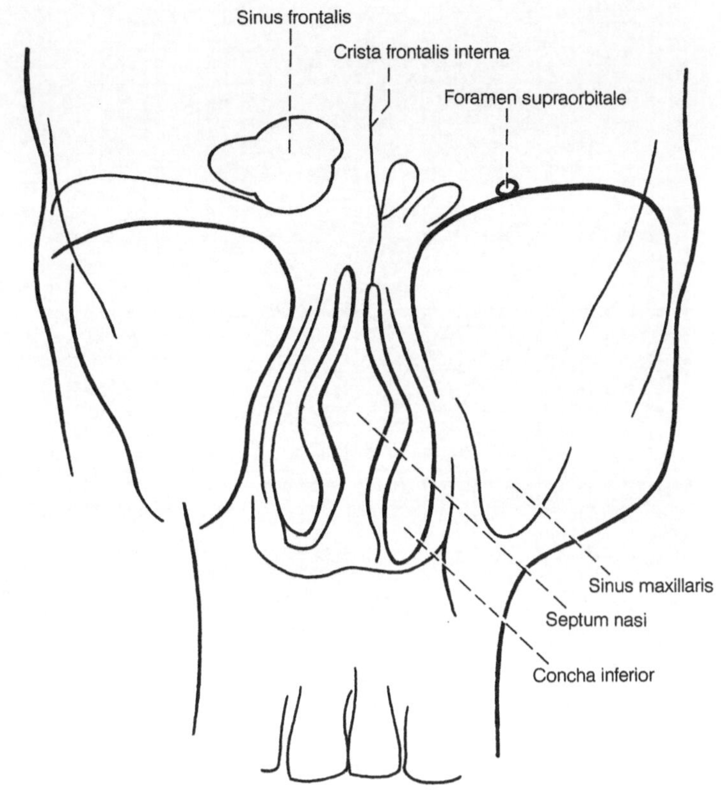

Sinus frontalis
Crista frontalis interna
Foramen supraorbitale
Sinus maxillaris
Septum nasi
Concha inferior

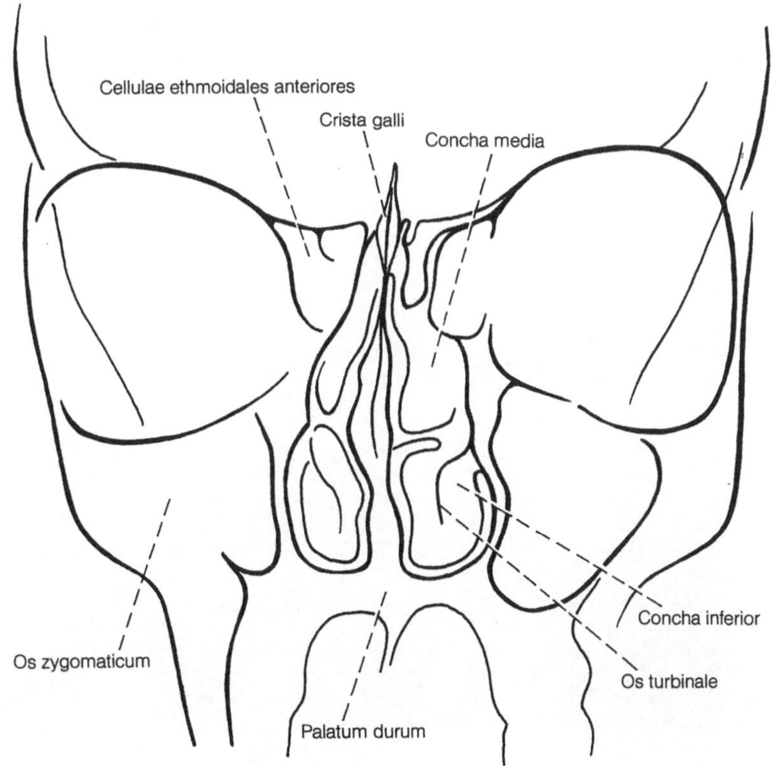

Cellulae ethmoidales anteriores
Crista galli
Concha media
Concha inferior
Os turbinale
Os zygomaticum
Palatum durum

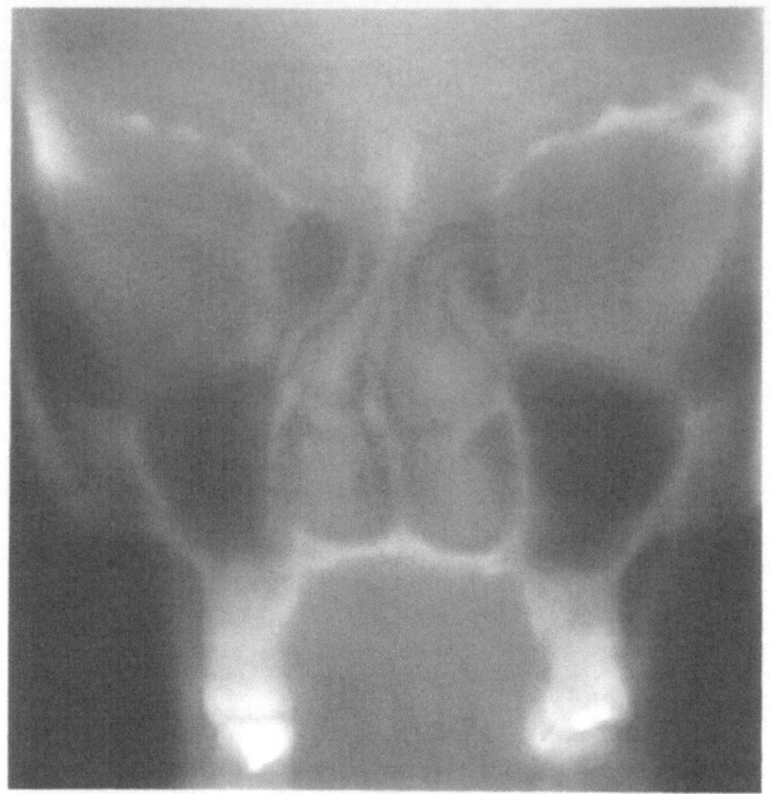

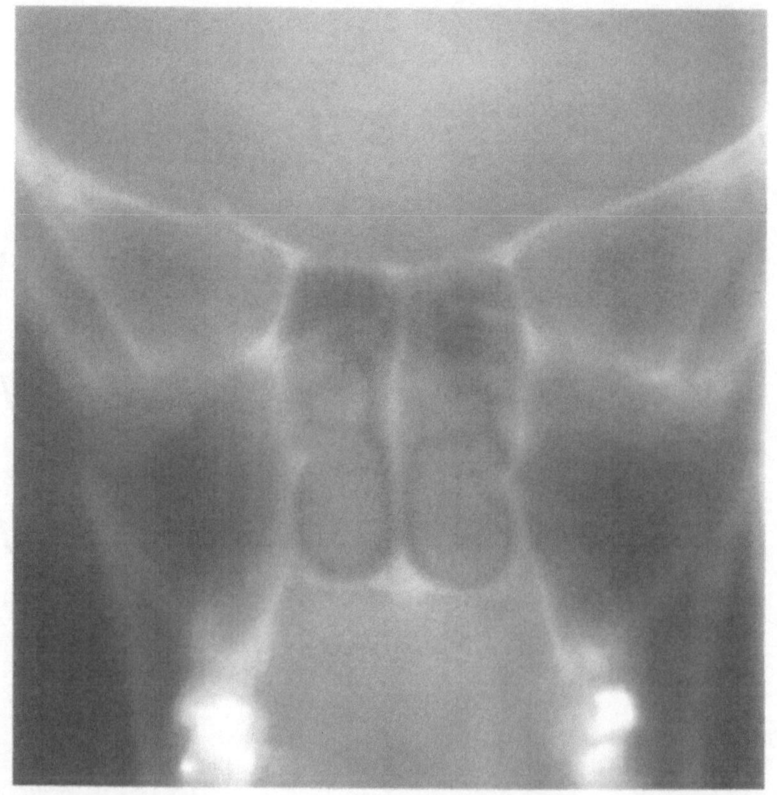

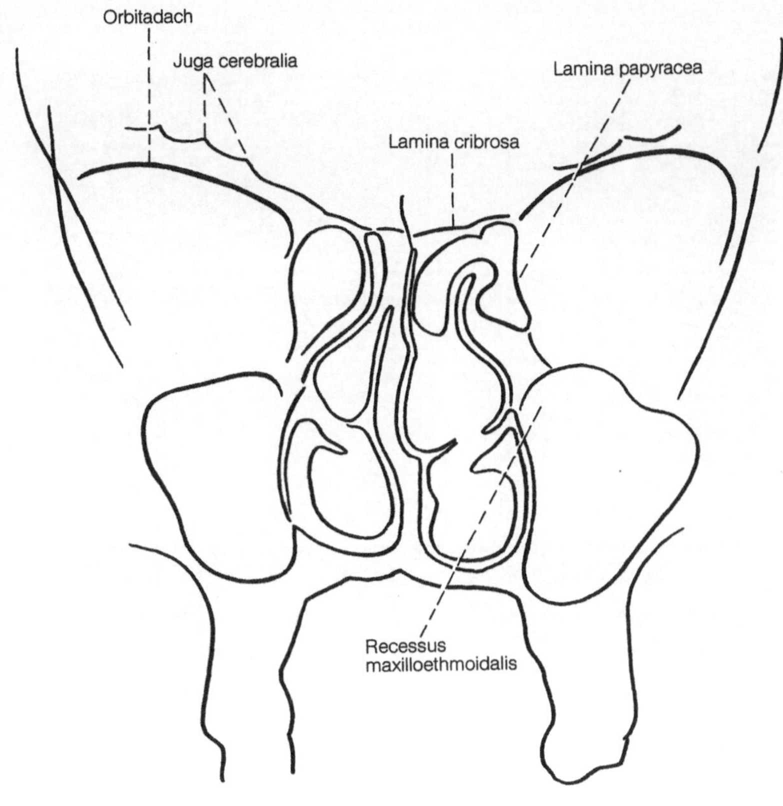

Orbitadach
Juga cerebralia
Lamina papyracea
Lamina cribrosa
Recessus
maxilloethmoidalis

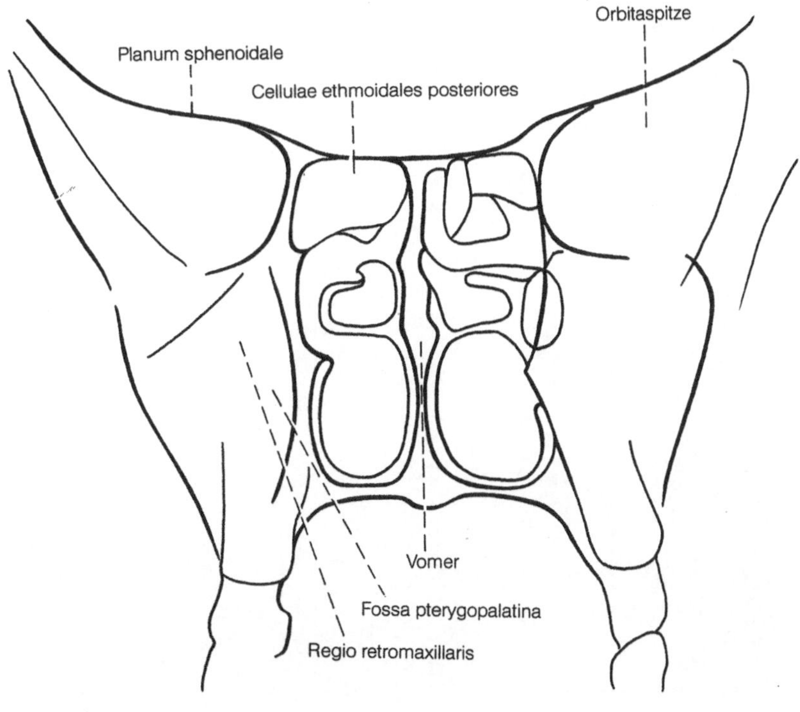

Orbitaspitze
Planum sphenoidale
Cellulae ethmoidales posteriores
Vomer
Fossa pterygopalatina
Regio retromaxillaris

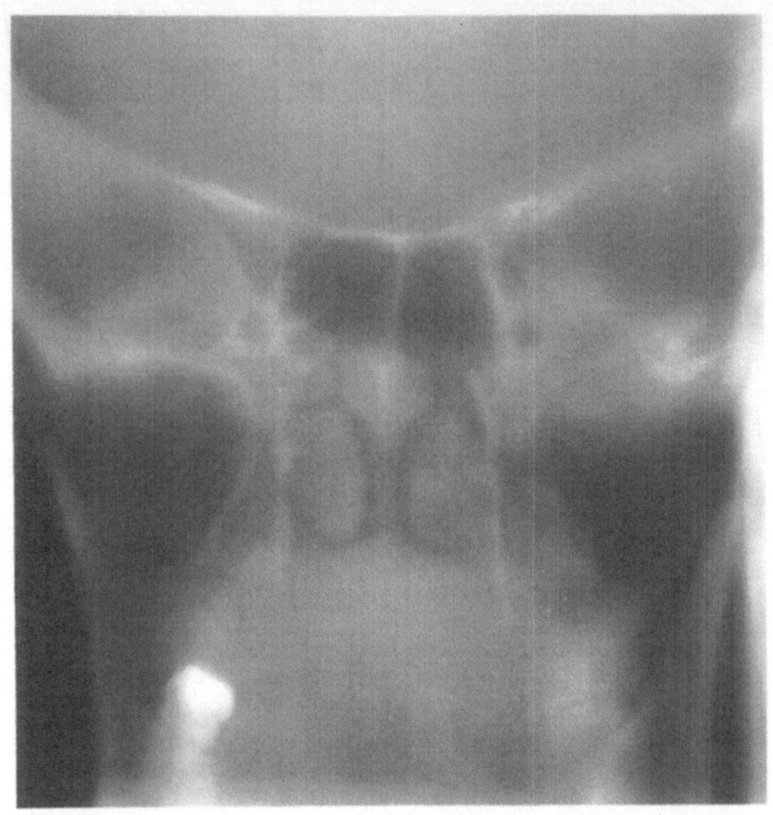

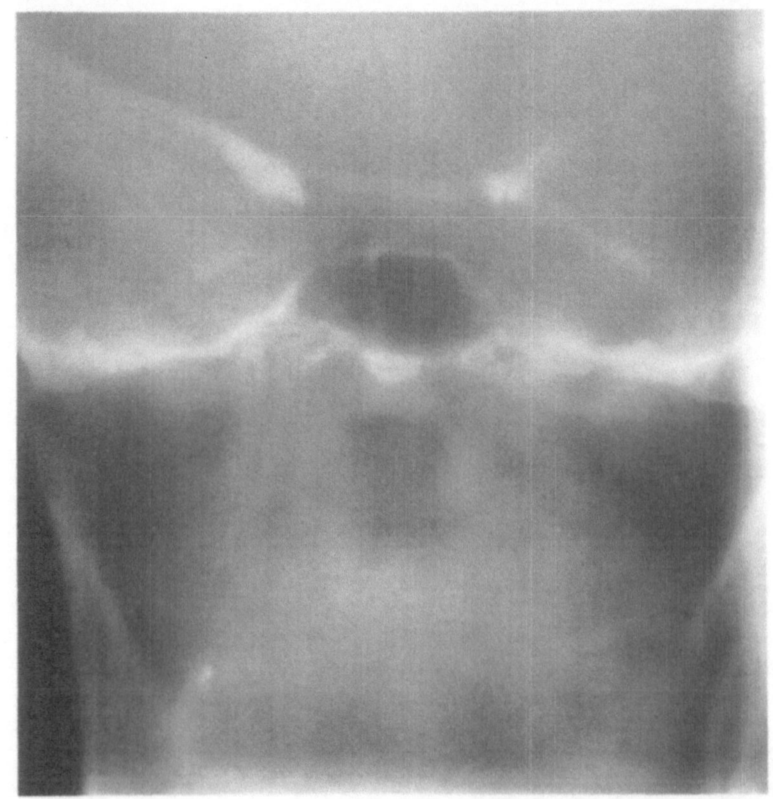

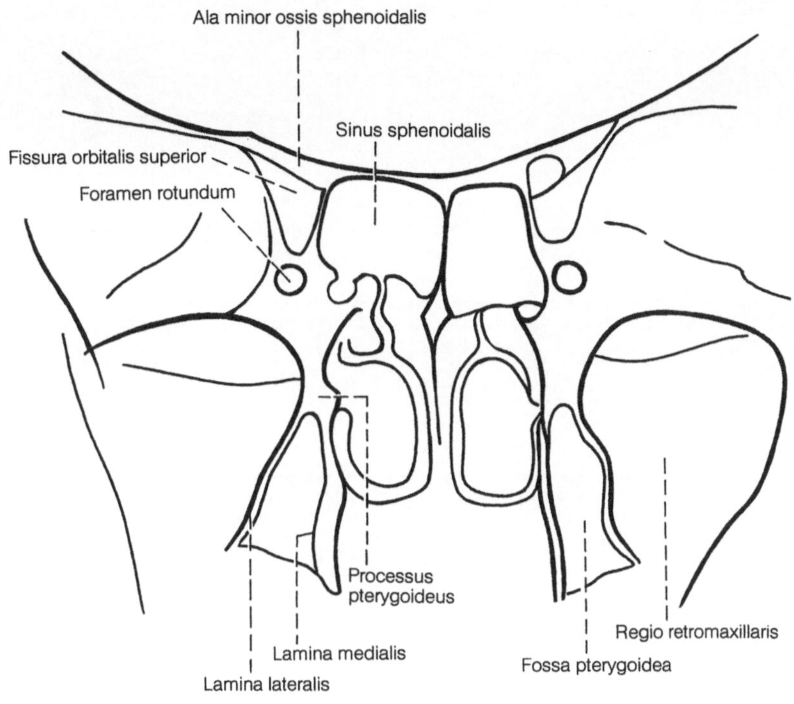

Ala minor ossis sphenoidalis
Sinus sphenoidalis
Fissura orbitalis superior
Foramen rotundum
Processus pterygoideus
Regio retromaxillaris
Lamina medialis
Fossa pterygoidea
Lamina lateralis

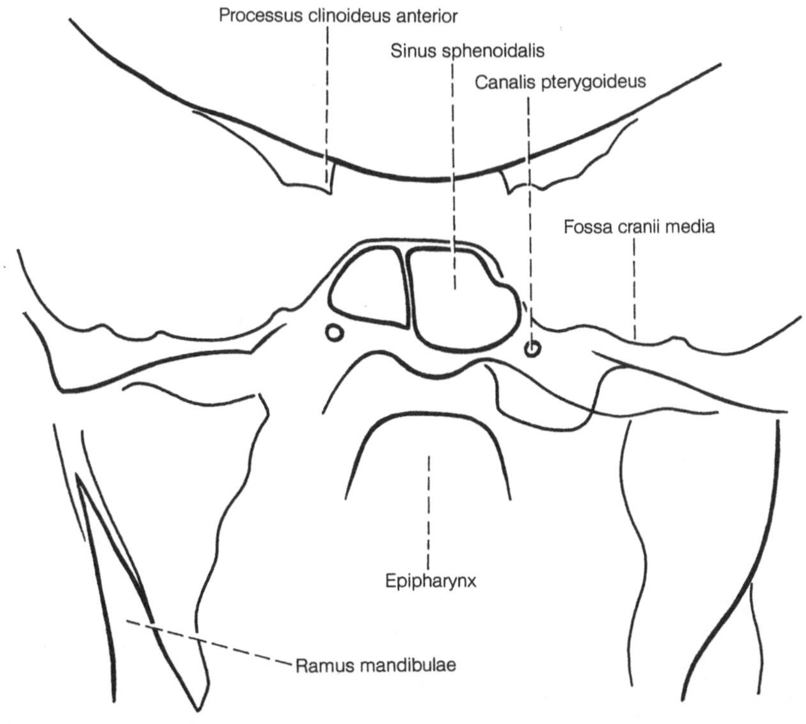

Processus clinoideus anterior
Sinus sphenoidalis
Canalis pterygoideus
Fossa cranii media
Epipharynx
Ramus mandibulae

27 Nasennebenhöhlen-Schicht lateral

Im seitlichen Tomogramm wird von der Mittellinie aus beidseits nach lateral geschichtet. Die Mittellinie ist durch die gleichzeitige scharfe Abbildung der vorderen Schädelgrube, des Hypophysenlumens mit Dorsum sellae, des Clivus, des Dens und des vorderen Atlasbogens gekennzeichnet. Die Schichtabstände variieren nach Fragestellung. Sie betragen im allgemeinen 3–5 mm.

Besonders gut lassen sich die senkrecht zur Schichtebene verlaufenden ossären Strukturen abbilden. Dazu gehören Vorder- und Hinterwand der Stirnhöhle, Vorder- und Hinterwand der Kieferhöhle, Basis der vorderen Schädelgrube (Siebbeindach), vordere und untere Begrenzung der Keilbeinhöhle und Fossa pterygopalatina.

Die Indikation zur seitlichen Filmtomografie ist einmal die Ergänzung zur sagittalen Tomografie als zweite Ebene, zum anderen wird sie hauptsächlich bei der Frage nach einem ossären Defekt (frontobasale Fraktur) bei Liquorrhoe eingesetzt.

Die folgenden vier Schichtaufnahmen sind von der Medianebene nach lateral abgebildet.

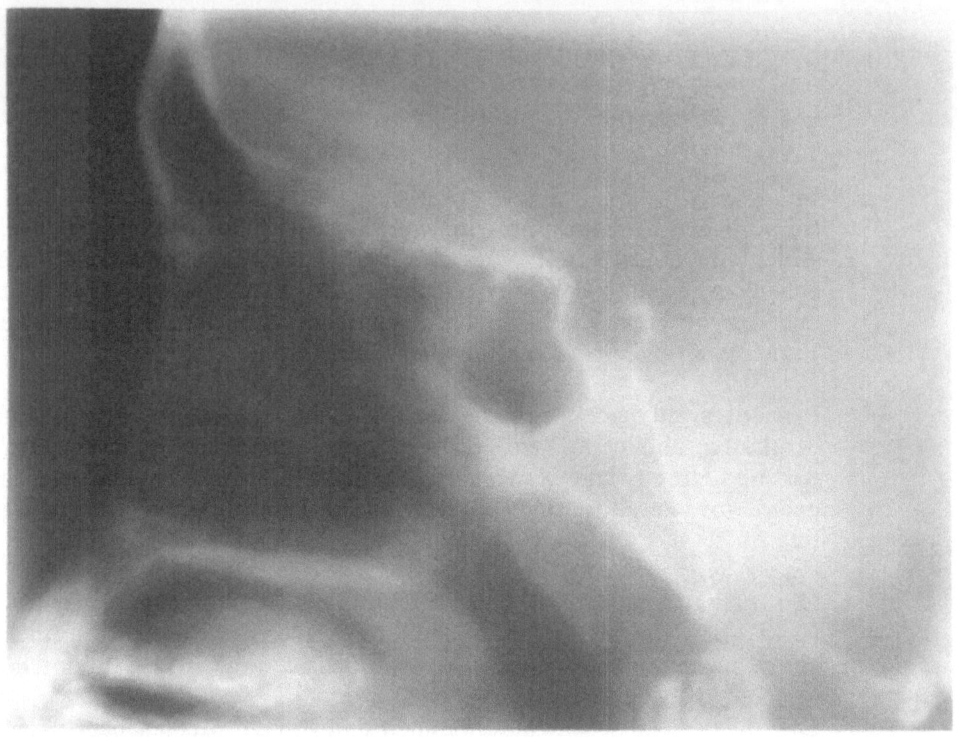

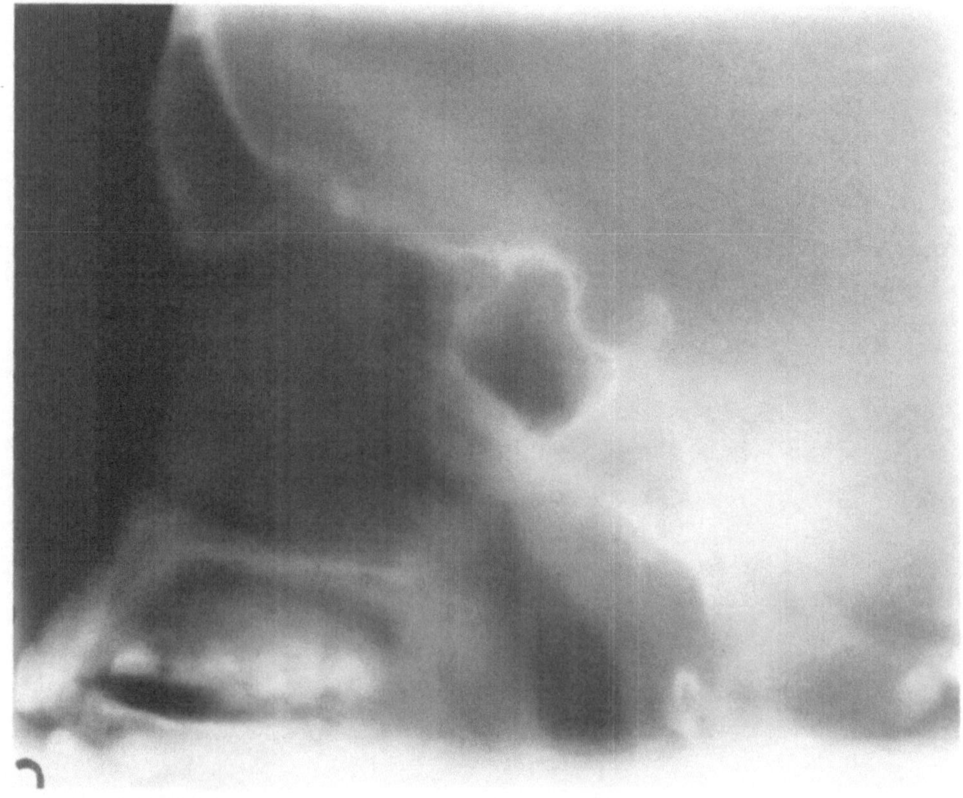

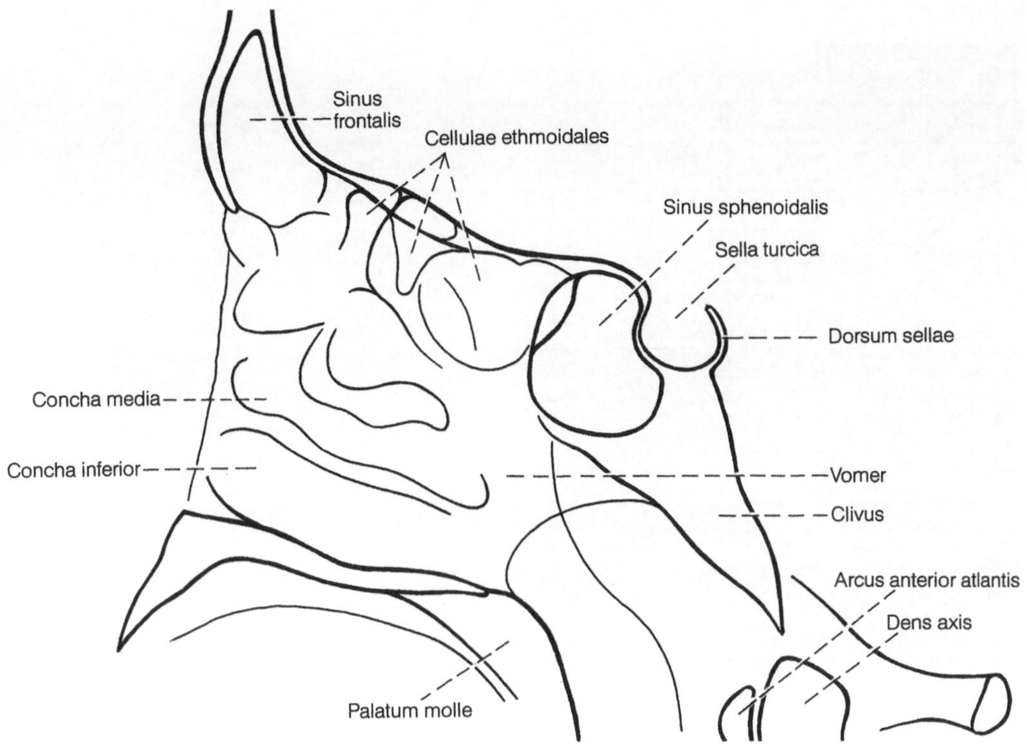

Sinus
frontalis
Cellulae ethmoidales
Sinus sphenoidalis
Sella turcica
Dorsum sellae
Concha media
Concha inferior
Vomer
Clivus
Arcus anterior atlantis
Dens axis
Palatum molle

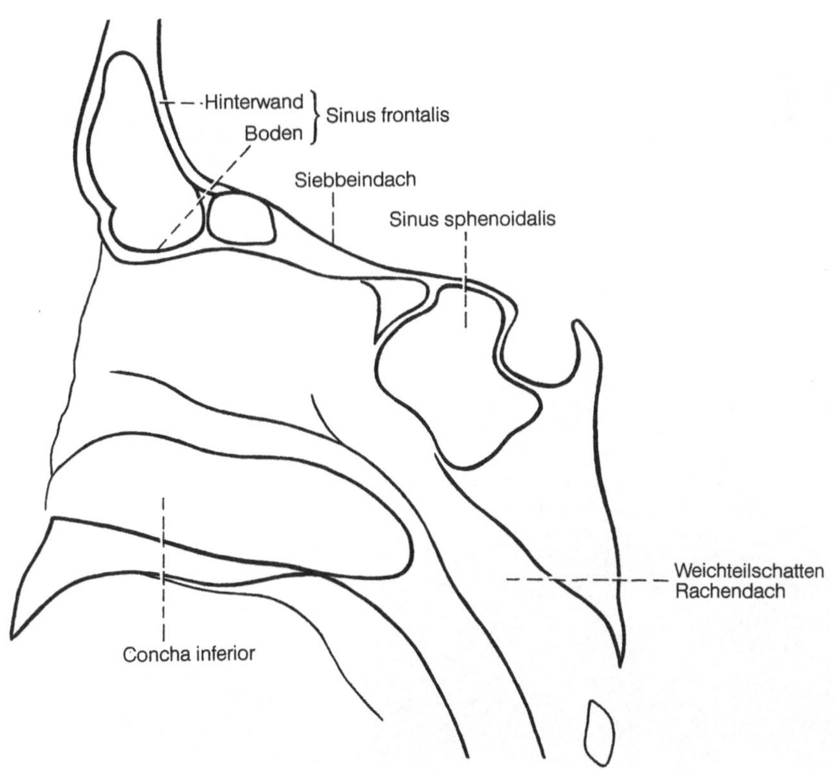

Hinterwand
Boden
Sinus frontalis
Siebbeindach
Sinus sphenoidalis
Weichteilschatten
Rachendach
Concha inferior

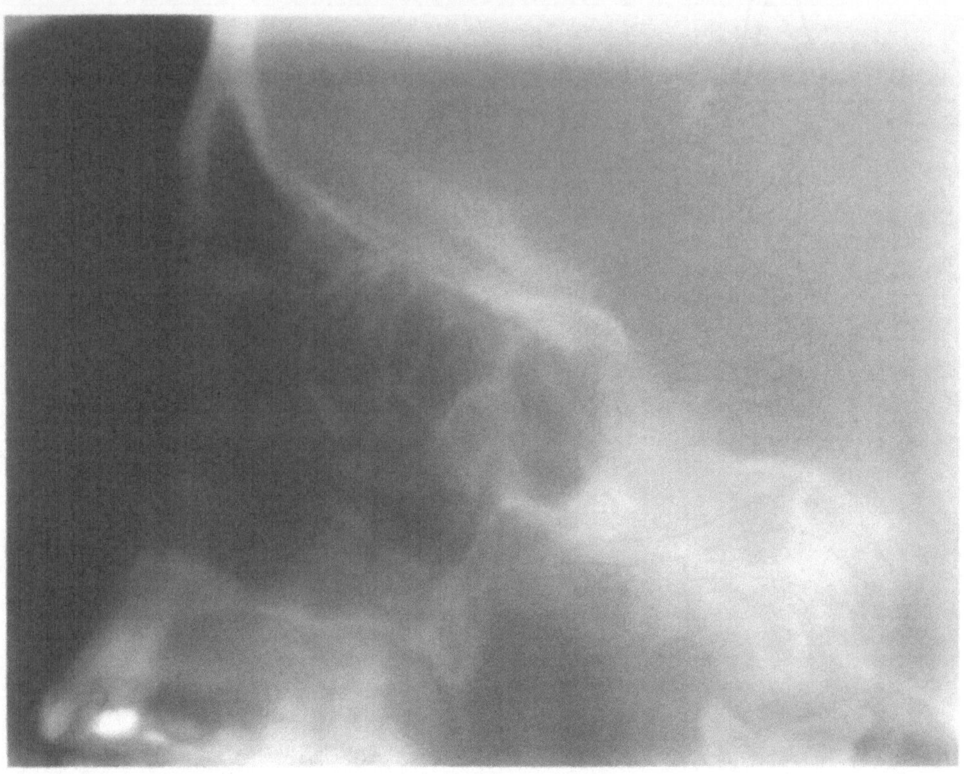

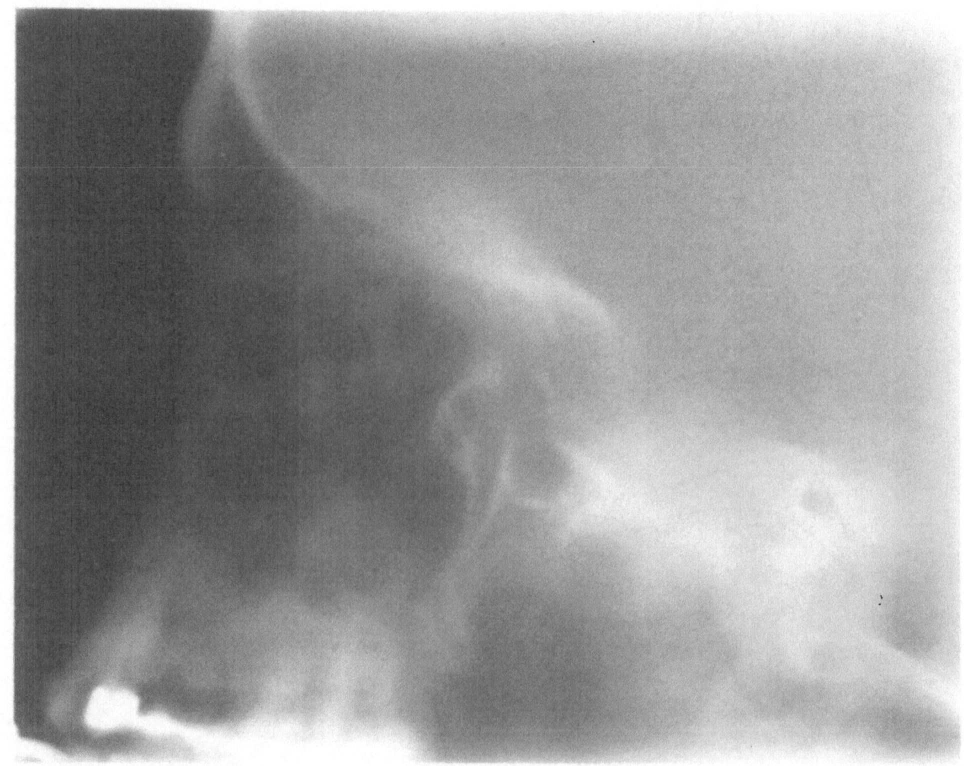

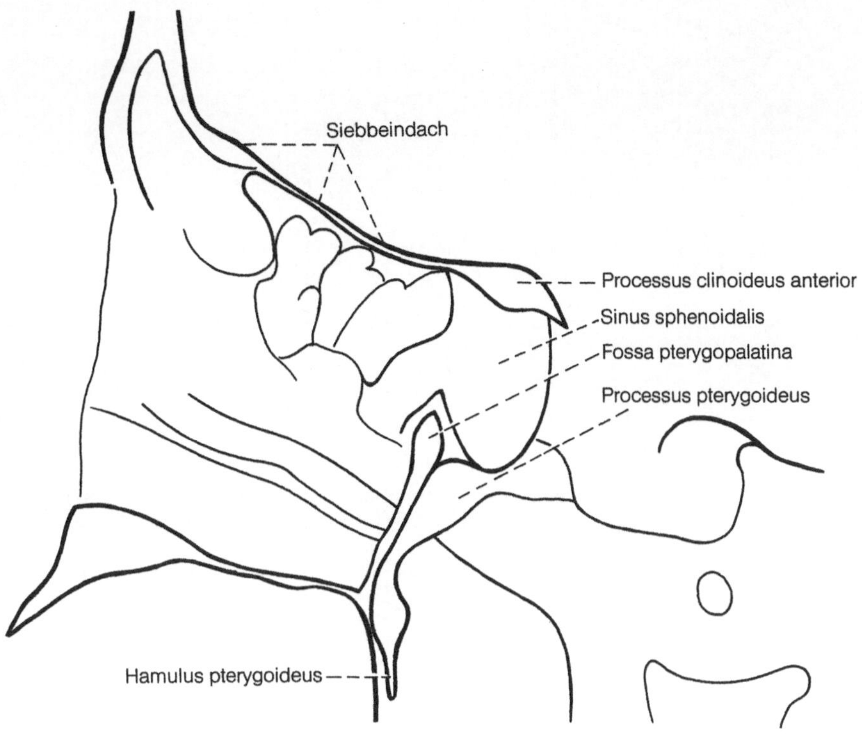

Siebbeindach
Processus clinoideus anterior
Sinus sphenoidalis
Fossa pterygopalatina
Processus pterygoideus
Hamulus pterygoideus

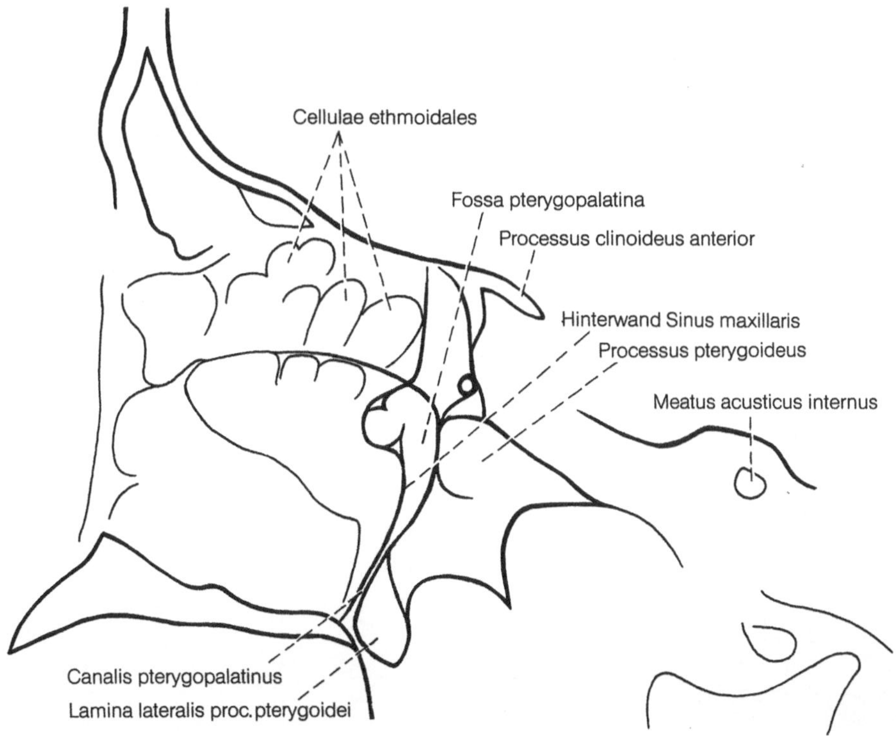

Cellulae ethmoidales
Fossa pterygopalatina
Processus clinoideus anterior
Hinterwand Sinus maxillaris
Processus pterygoideus
Meatus acusticus internus
Canalis pterygopalatinus
Lamina lateralis proc. pterygoidei

28 Felsenbein-Schicht sagittal

Die Tomografie des Felsenbeins in sagittaler Projektion (frontales Tomogramm) sollte in 2 oder 3 mm Schichtabständen mit hypozykloidaler oder spiraliger Verwischung angefertigt werden. Die gleichzeitige Darstellung beider Felsenbeine erleichtert die Befundung der erkrankten Seite (für die Dokumentation der Normalbefunde wurde nur eine Seite berücksichtigt). Auf eine Abbildung weiterer Spezialprojektionen – Stenvers-Schicht und Schüller-Schicht – wurde verzichtet, da die hiermit erzielbaren Aussagen nur bei seltenen Krankheitsbildern von Interesse sind.

Die Schichtserie erlaubt es, Felsenbeinspitze, inneren Gehörgang, Cochlea, Bogengänge, Vestibulum, Ossikel, Fazialiskanal, Tympanon und Epitympanon, Antrum mastoideum und äußeren Gehörgang zu beurteilen.

Für die Diagnostik von Fehlbildungen des inneren, mittleren und äußeren Ohres ist die Schichtuntersuchung unentbehrlich. Sie ermöglicht es ferner, die Folgen einer chronischen Otitis media und eines Cholesteatoms festzustellen und die Knochenveränderungen bei benignen Tumoren – Neurinom des V., VII. und VIII. Hirnnerven, Angiom und Glomustumor, Chondrom und Osteom – sichtbar zu machen. Das wahre Ausmaß von Osteolysen bei Karzinomen des Mittelohrs und äußeren Gehörganges oder bei Metastasen wird ebenfalls oft erst tomografisch erkennbar. Besonders gut geeignet ist die Tomografie zur genauen Festlegung der Ausdehnung einer Fraktur und der Beteiligung von Innenohr- und Mittelohrstrukturen und besonders des Fazialiskanals. Dabei empfiehlt sich bei Längsfrakturen die laterale Schichtuntersuchung und bei Querfrakturen das frontale Tomogramm.

Die folgenden Abbildungen zeigen vier Schichtaufnahmen, die von vorne nach hinten dargestellt sind.

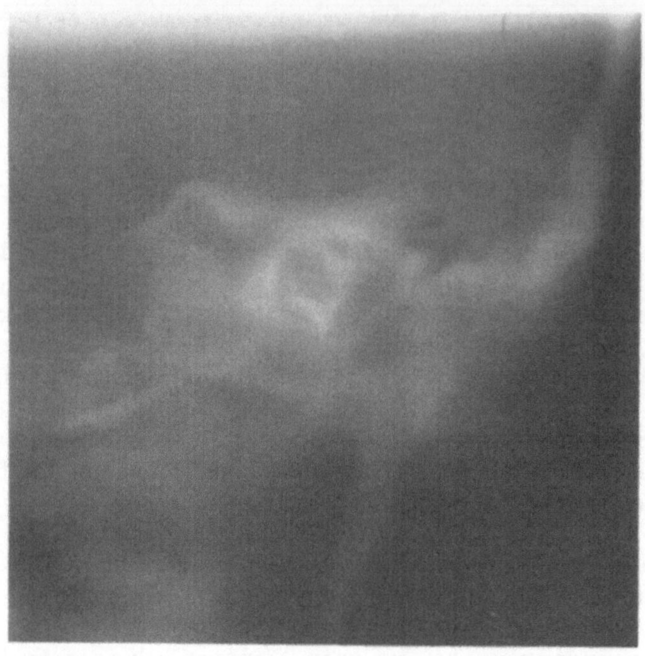

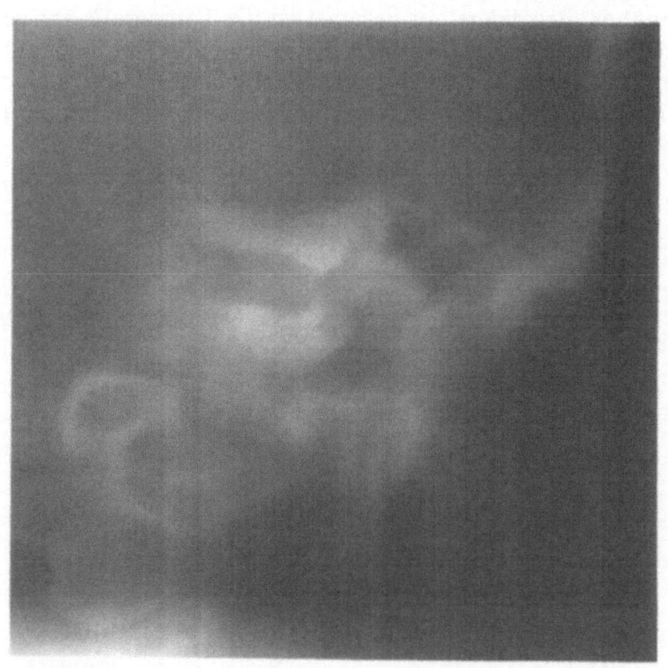

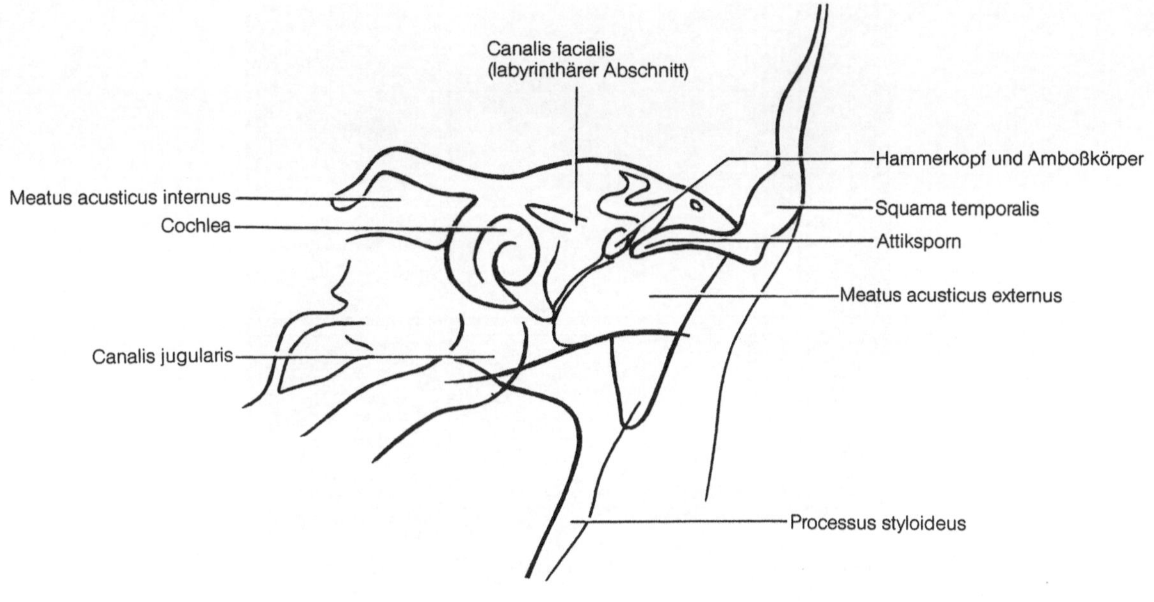

Canalis facialis
(labyrinthärer Abschnitt)
Hammerkopf und Amboßkörper
Squama temporalis
Meatus acusticus internus
Attiksporn
Cochlea
Meatus acusticus externus
Canalis jugularis
Processus styloideus

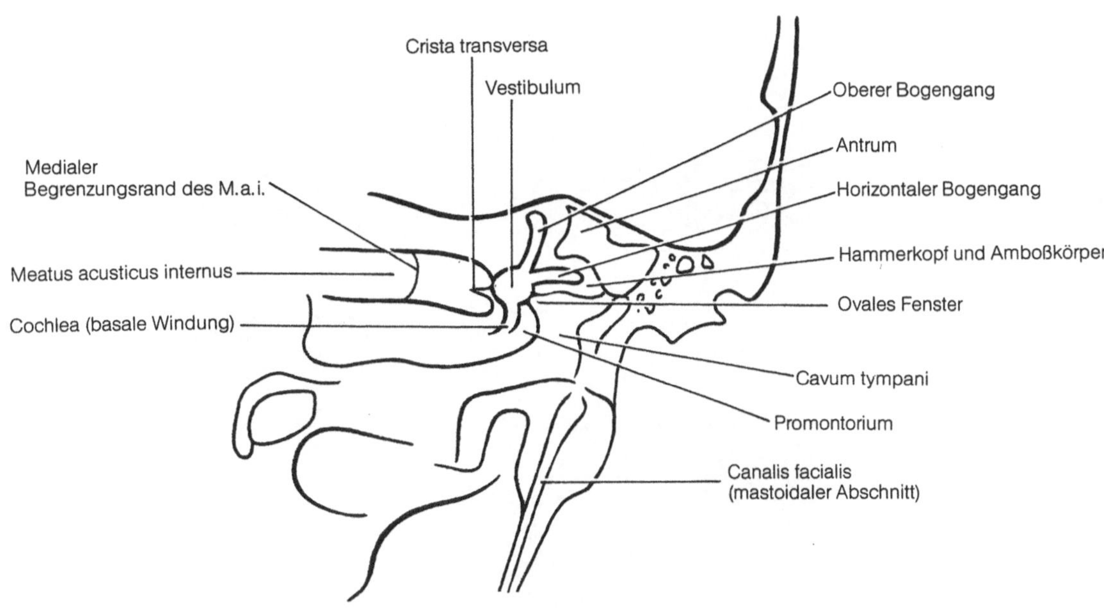

Crista transversa
Vestibulum
Oberer Bogengang
Antrum
Medialer
Begrenzungsrand des M.a.i.
Horizontaler Bogengang
Hammerkopf und Amboßkörper
Meatus acusticus internus
Ovales Fenster
Cochlea (basale Windung)
Cavum tympani
Promontorium
Canalis facialis
(mastoidaler Abschnitt)

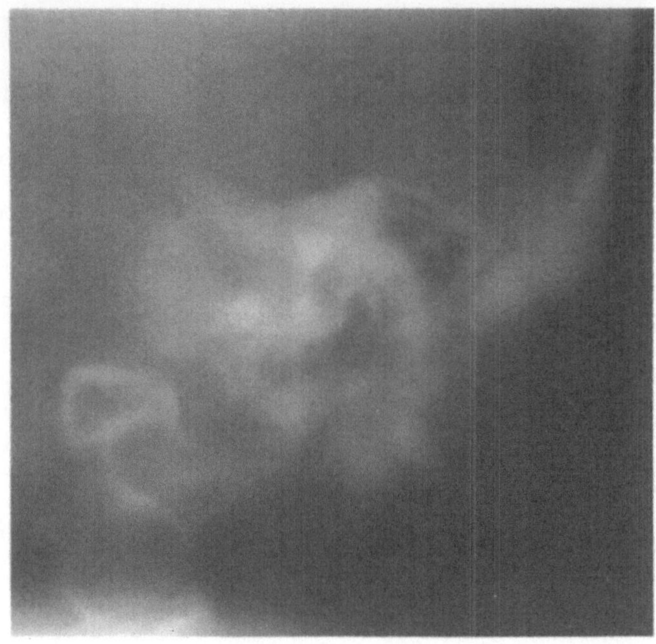

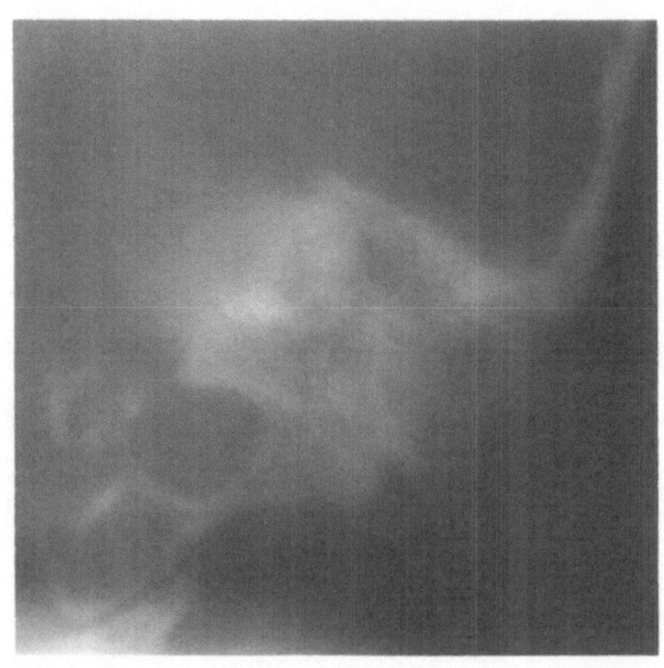

Felsenbein-Schicht sagittal

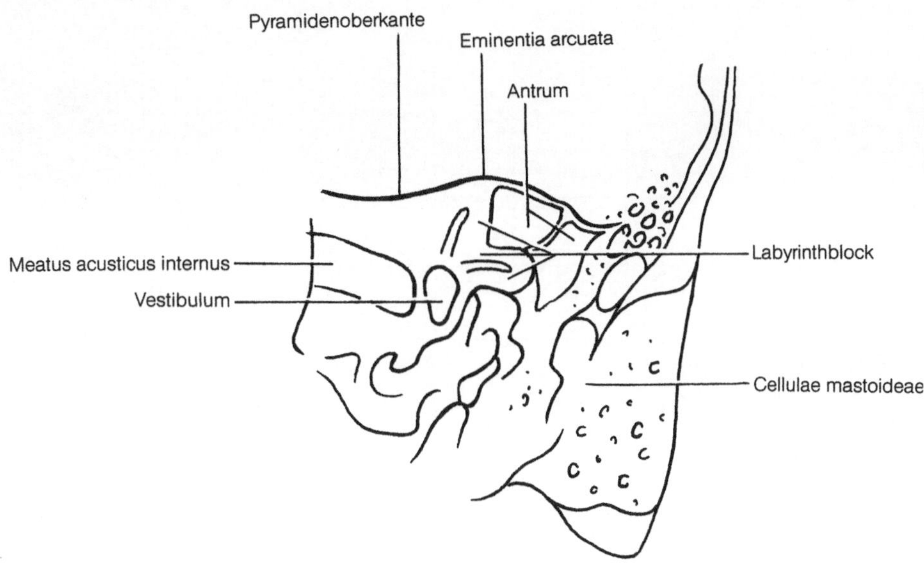

Pyramidenoberkante
Eminentia arcuata
Antrum
Meatus acusticus internus
Vestibulum
Labyrinthblock
Cellulae mastoideae

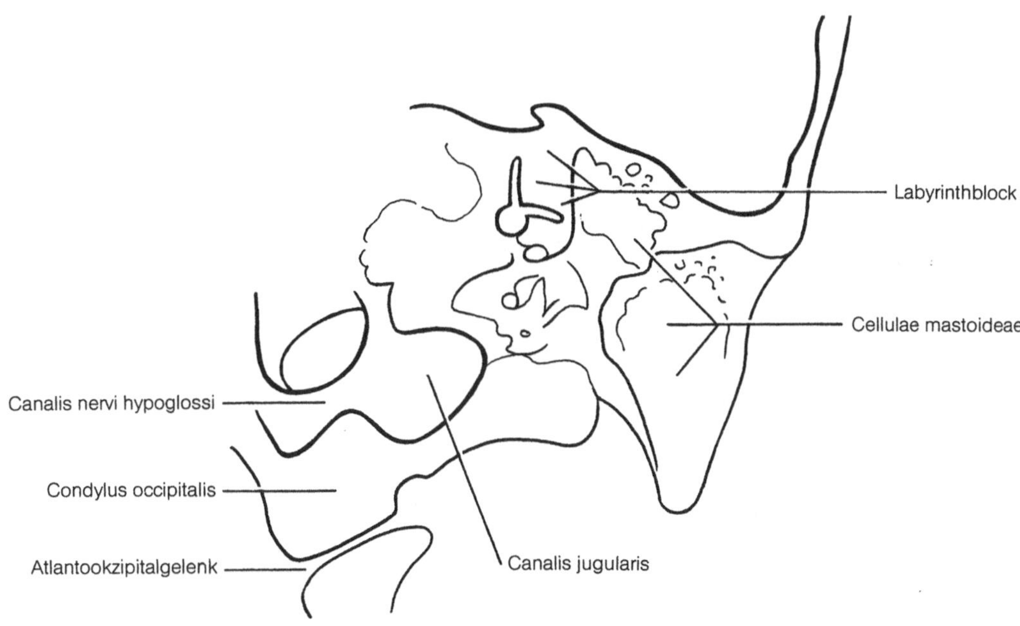

Labyrinthblock
Cellulae mastoideae
Canalis nervi hypoglossi
Condylus occipitalis
Atlantookzipitalgelenk
Canalis jugularis

29 Kehlkopf-Schicht

Die Filmtomogramme des Kehlkopfes werden in sagittaler Projektion in 5 mm-Abständen mit linearer Verwischung in i-Phonation angefertigt.

Wegen des hohen Kontrastes zwischen Luft und Weichteilgewebe des Meso- und Hypopharynx bzw. der Larynxstrukturen und der Trachea können Raumforderungen in den Weichteilen auch ohne Kontrastmittel erkannt werden. Ein großer Vorteil ist, daß die störende Überlagerung durch die HWS bei der Schichtaufnahme entfällt.

Gut zu beurteilen sind der supraglottische Raum, Stimm- und Taschenbänder, Sinus Morgagni, aryepiglottische Falten, Sinus piriformes sowie die subglottische Region.

Neben den medianen Halszysten, Dermoiden des Mundbodens und Zungengrundstrumen sind vor allem die inneren und äußeren Laryngozelen gut abzubilden. Indiziert ist die Tomografie ferner zur Abklärung von Kehlkopftuberkulose, Zysten, benignen Tumoren sowie den Karzinomen des Hypopharynx und des Larynx. Ausdehnung und Umfang von Stenosen des Kehlkopfes und der Trachea werden erkennbar. Auch bei der Suche nach Fremdkörpern in Pharynx und Larynx und der Diagnostik von Frakturen des Kehlkopfgerüstes und des Os hyoideum kann eine Tomografie erforderlich werden.

Die Darstellung der vier Kehlkopf-Schichtaufnahmen erfolgt von vorne nach hinten.

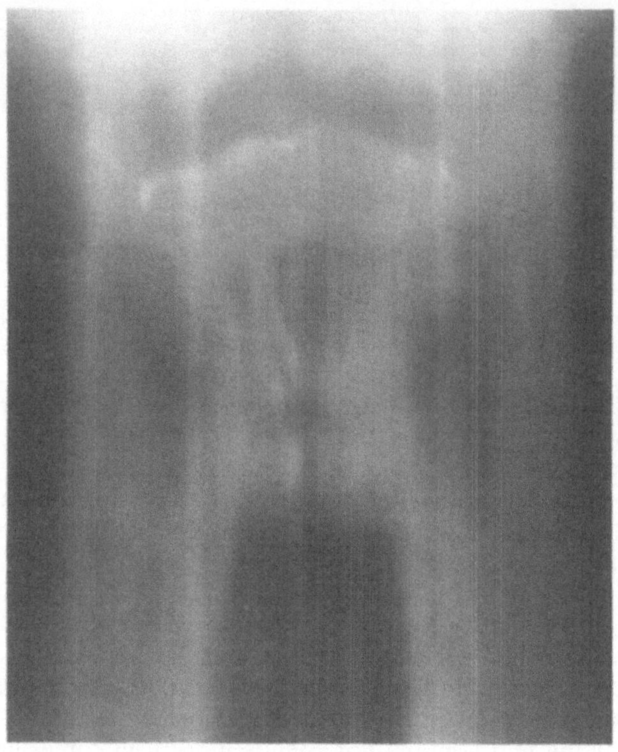

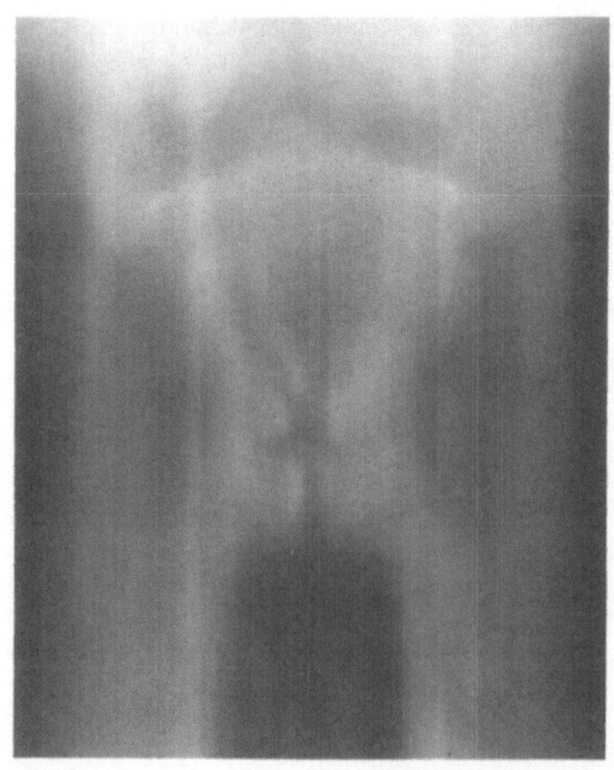

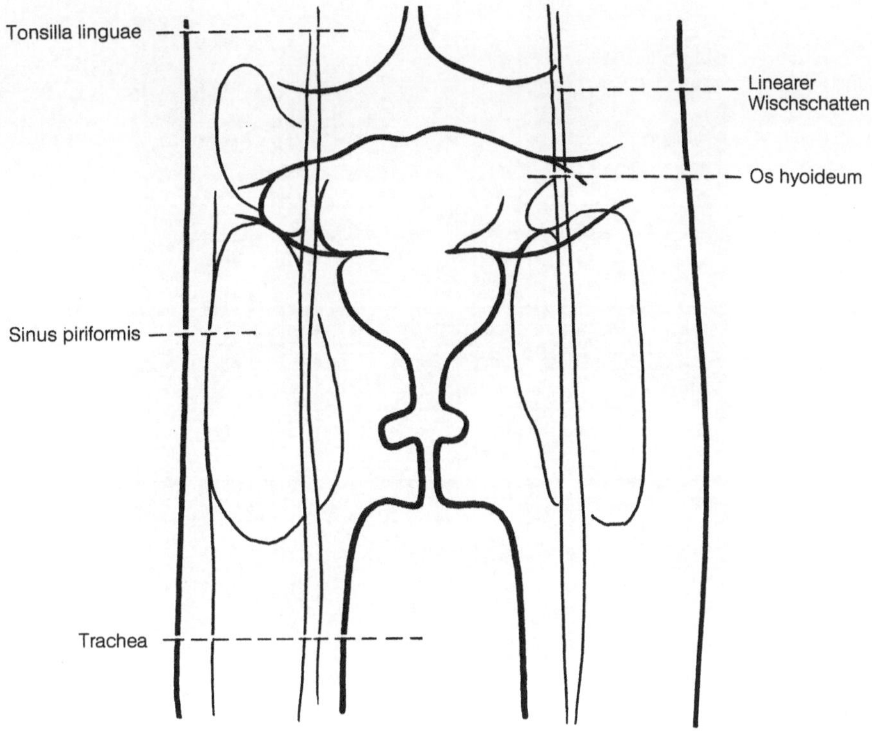

Tonsilla linguae
Linearer Wischschatten
Os hyoideum
Sinus piriformis
Trachea

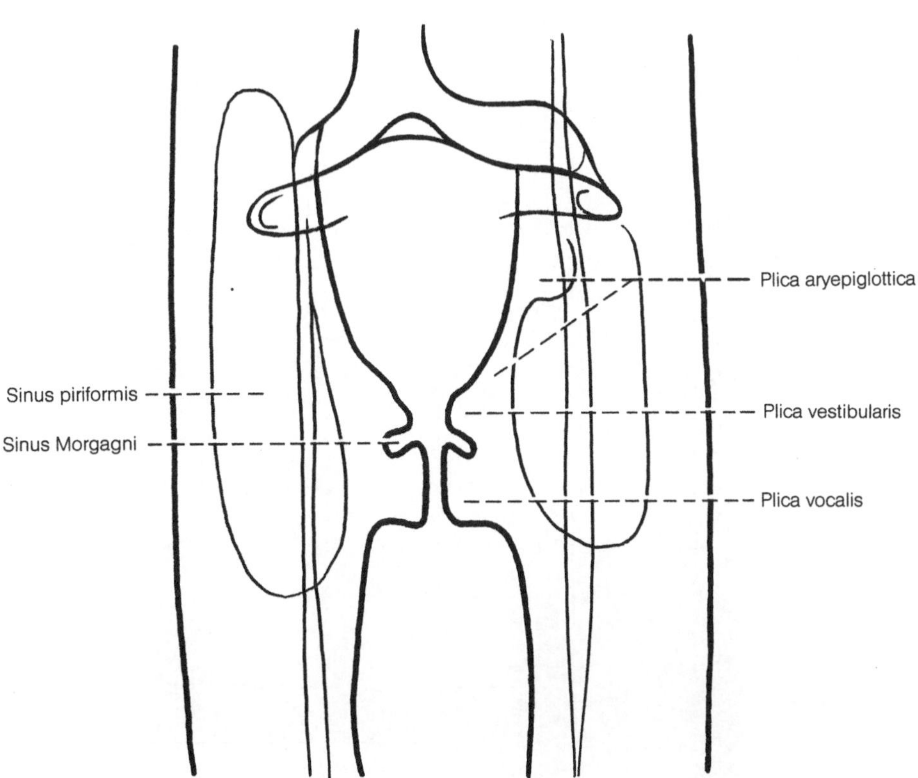

Plica aryepiglottica
Sinus piriformis
Plica vestibularis
Sinus Morgagni
Plica vocalis

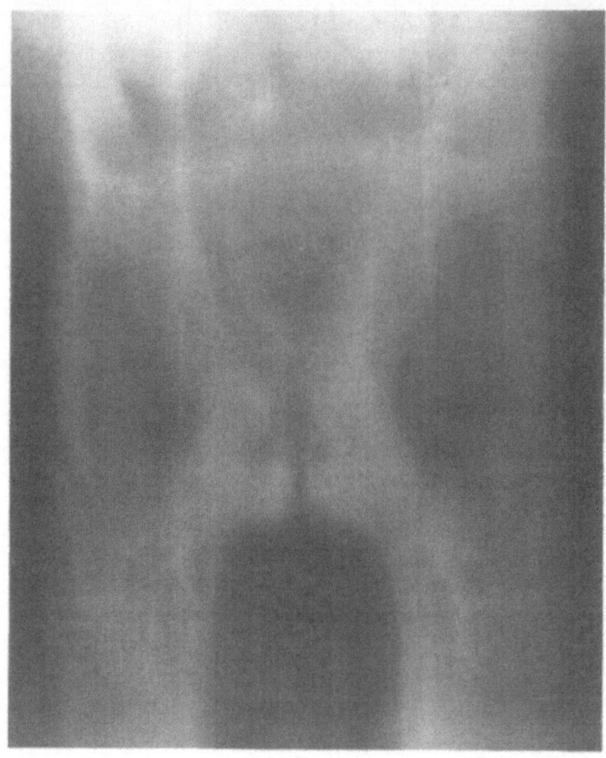

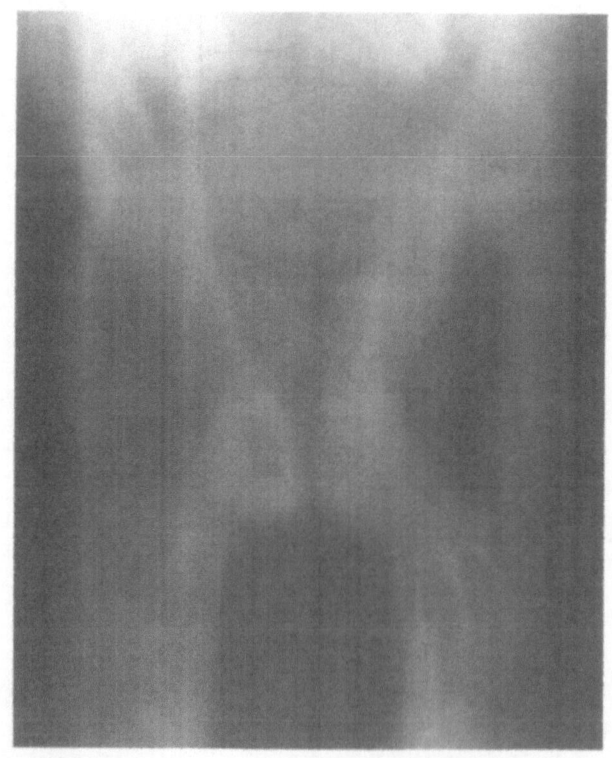

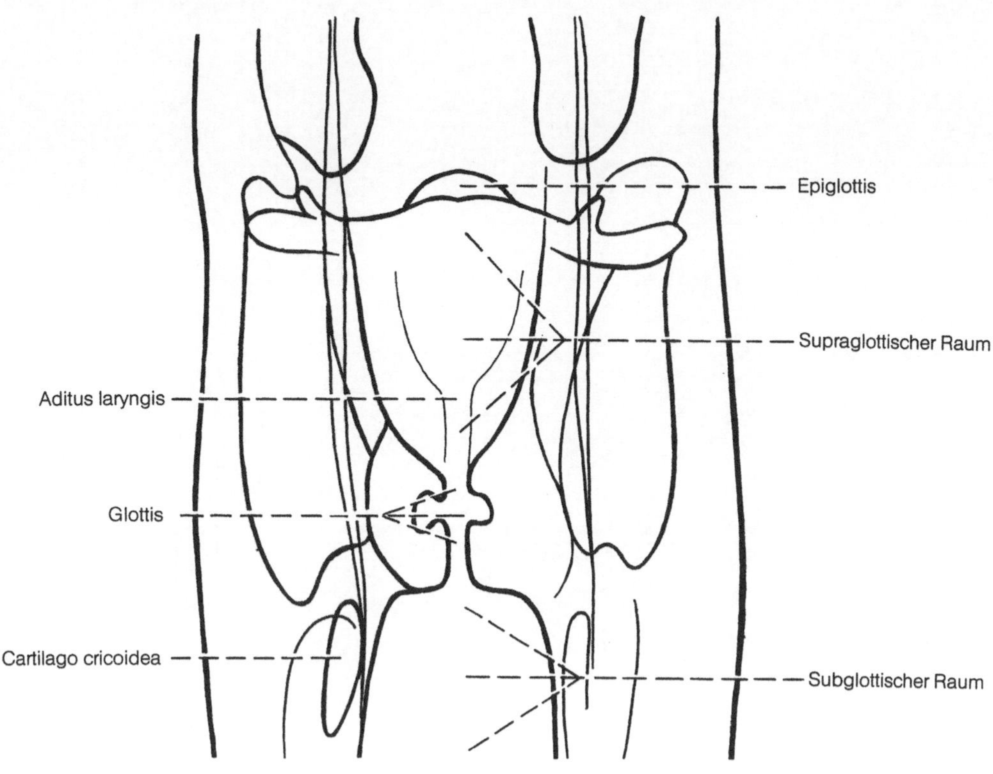

Epiglottis
Supraglottischer Raum
Aditus laryngis
Glottis
Cartilago cricoidea
Subglottischer Raum

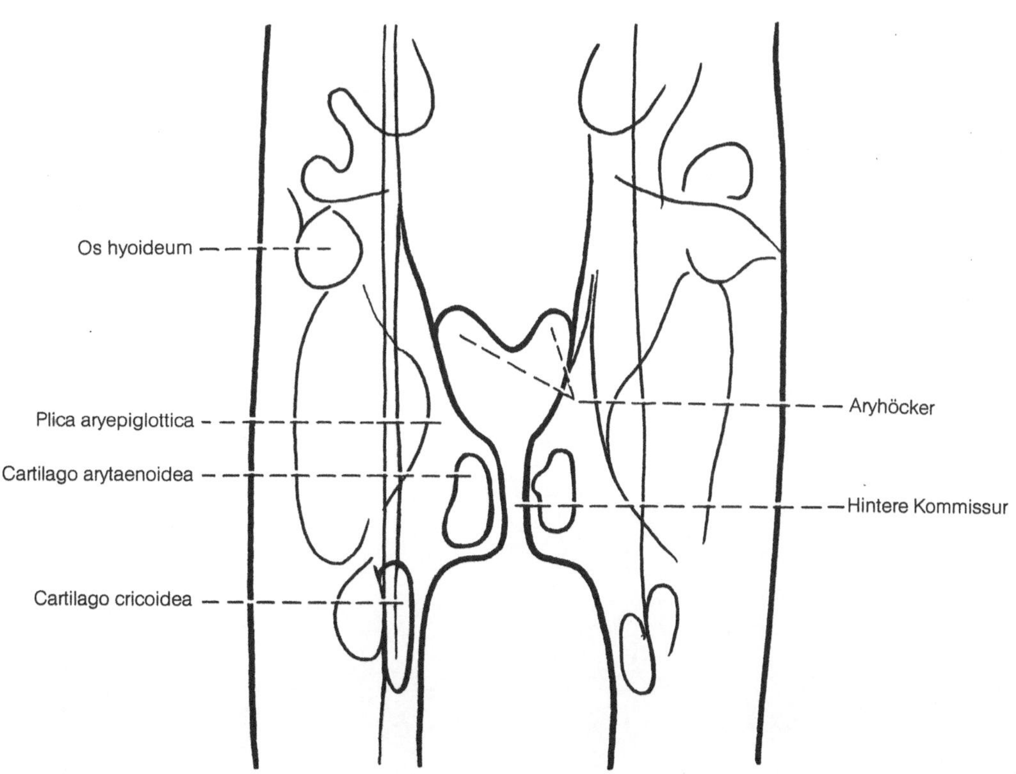

Os hyoideum
Plica aryepiglottica
Cartilago arytaenoidea
Cartilago cricoidea
Aryhöcker
Hintere Kommissur

30 Computertomografie Schädel axial

Die Tomogramme werden in axialer Projektion parallel zur Basislinie angefertigt. Die Schichtbreite beträgt 2 mm, die Schichtabstände 6 mm. Aus dieser Serie sind die wichtigsten Schichten nach anatomischen Gesichtspunkten ausgewählt; der Betrachter sieht die Tomogramme von unten.

Fettgewebe erscheint dunkel (hypodens), Knochen hell (hyperdens), alle anderen Gewebsarten bilden sich in den verschiedenen Grauabstufungen ab. In den Schemazeichnungen sind Knochen schwarz gezeichnet und Muskulatur mit Punkten markiert.

Die Indikation zur Computertomografie des Mittelgesichtes und der Orbita umfaßt ein breites Spektrum: maxillo-faziale Fehlbildungssyndrome, granulomatöse Entzündungen, Abszesse, Phlegmonen, Muko- und Pyozelen, maligne Lymphome, benigne und maligne Tumoren der Nasennebenhöhlen, der Mundhöhle, des Epi- und Mesopharynx, der Orbita und der Schädelbasis. Sie sind mit großer Präzision in bezug auf ossäre Destruktionen und Weichteilanteile zu diagnostizieren. Insbesondere Akustikusneurinome werden mit ihrem extrameatalen Anteil direkt sichtbar. Die intrakanalikulären und die kleinen extrakanalikulären Akustikusneurinome lassen sich durch eine Luft-Zisternografie mit hoher Genauigkeit nachweisen.

Bei schweren Schädelverletzungen läßt sich neben der Darstellung von Frakturlinien, Fragmentdislokationen und Hämatomen in einem Untersuchungsgang auch zu einer evtl. Hirnbeteiligung (epi- und subdurales Hämatom, Kontusionsherde und Hirnödem) Stellung nehmen.

Außerdem dient das Computertomogramm als maßstabgerechte Bildgrundlage zur rechnergesteuerten Bestrahlungsplanung.

Die acht Computertomogramme beginnen in Höhe des dritten Ventrikels und enden im Niveau der unteren Zahnreihe.

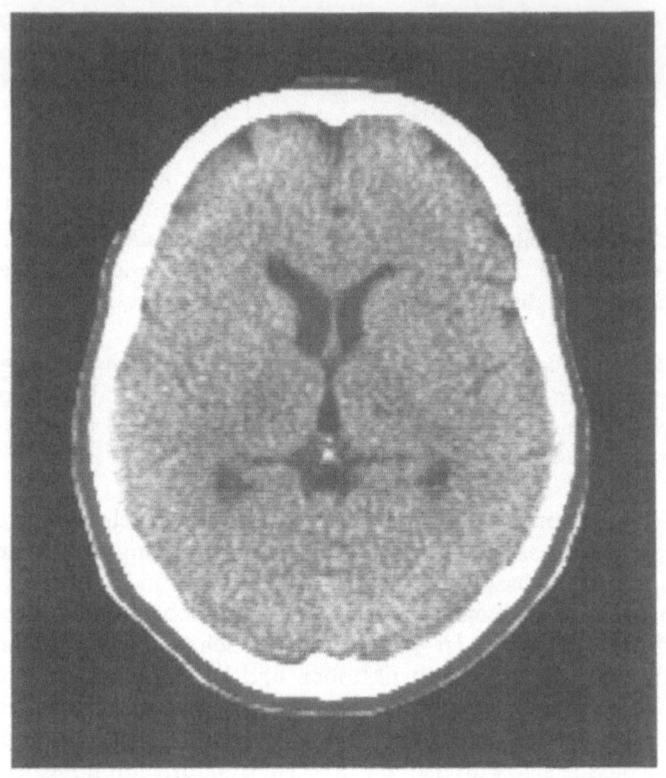

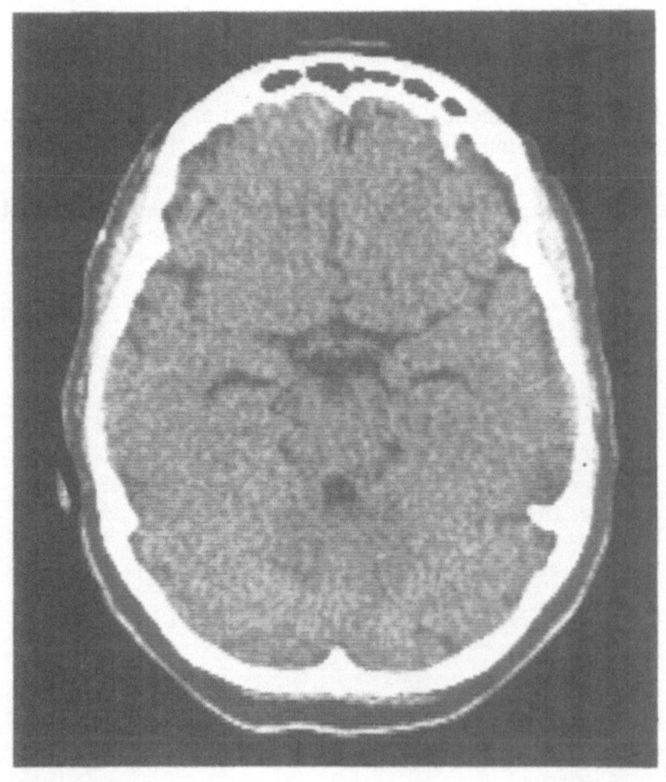

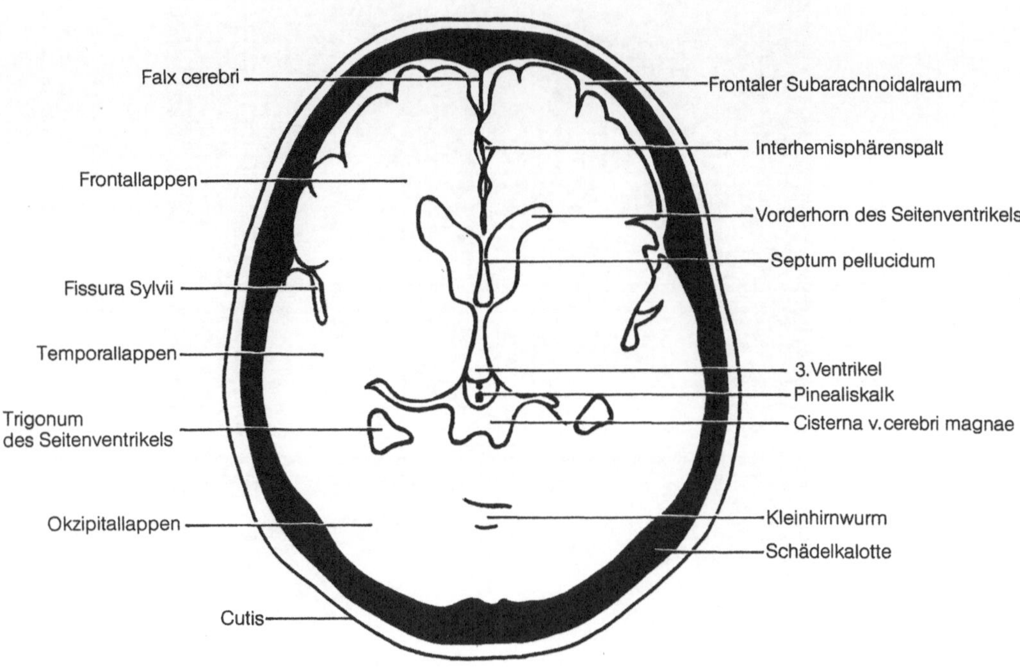

Falx cerebri
Frontaler Subarachnoidalraum
Interhemisphärenspalt
Frontallappen
Vorderhorn des Seitenventrikels
Septum pellucidum
Fissura Sylvii
Temporallappen
3. Ventrikel
Pinealiskalk
Trigonum des Seitenventrikels
Cisterna v. cerebri magnae
Okzipitallappen
Kleinhirnwurm
Schädelkalotte
Cutis

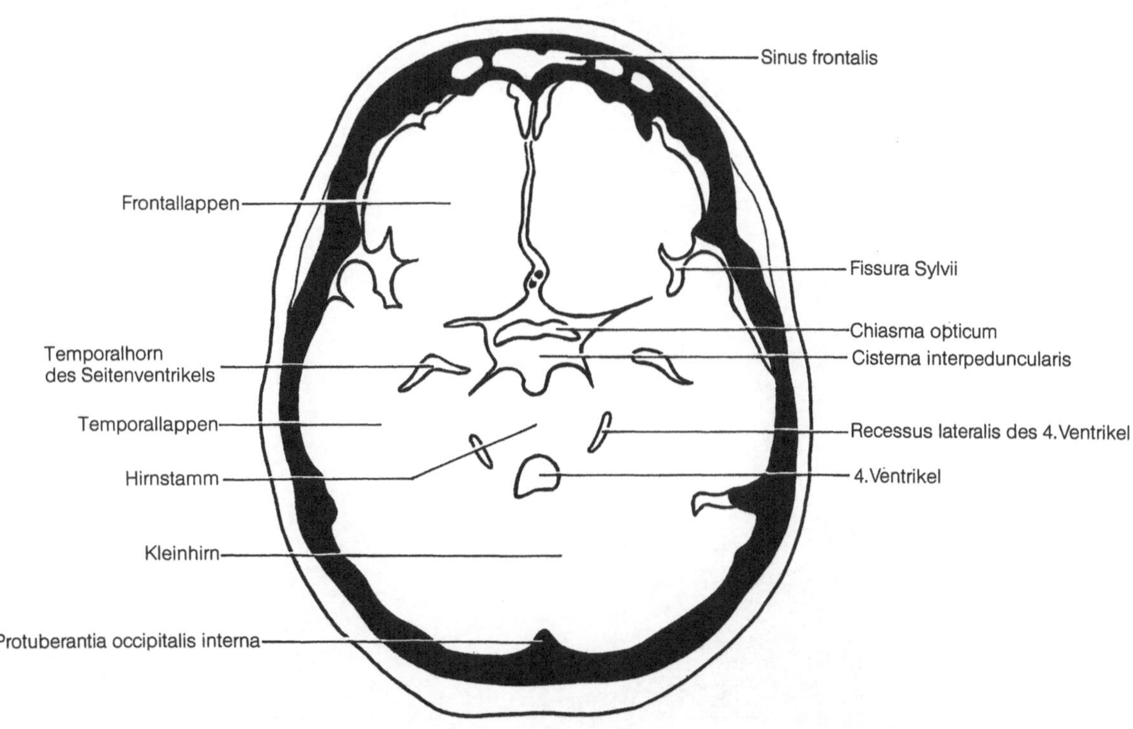

Sinus frontalis
Frontallappen
Fissura Sylvii
Chiasma opticum
Cisterna interpeduncularis
Temporalhorn des Seitenventrikels
Temporallappen
Recessus lateralis des 4. Ventrikel
Hirnstamm
4. Ventrikel
Kleinhirn
Protuberantia occipitalis interna

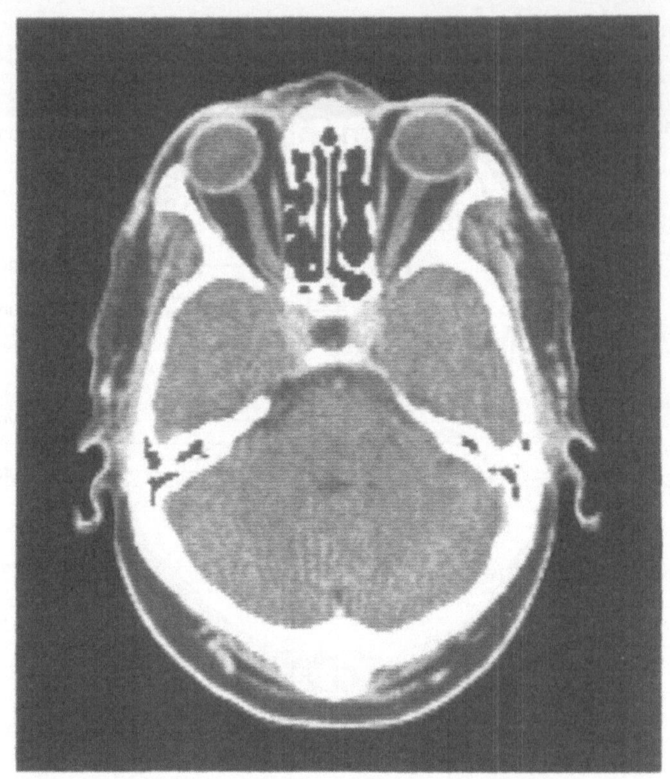

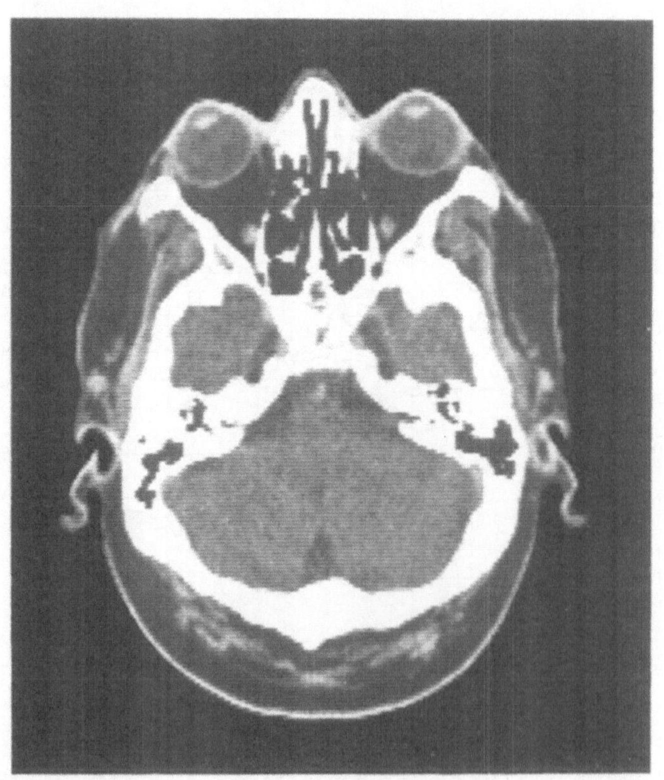

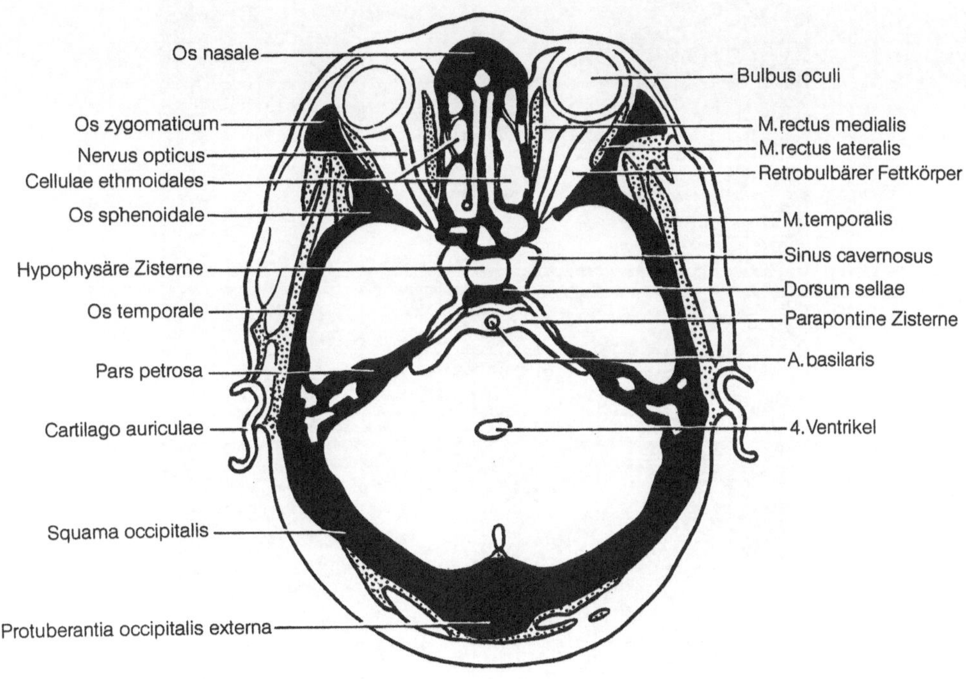

Os nasale
Bulbus oculi
Os zygomaticum
M. rectus medialis
Nervus opticus
M. rectus lateralis
Cellulae ethmoidales
Retrobulbärer Fettkörper
Os sphenoidale
M. temporalis
Hypophysäre Zisterne
Sinus cavernosus
Os temporale
Dorsum sellae
Parapontine Zisterne
Pars petrosa
A. basilaris
Cartilago auriculae
4. Ventrikel
Squama occipitalis
Protuberantia occipitalis externa

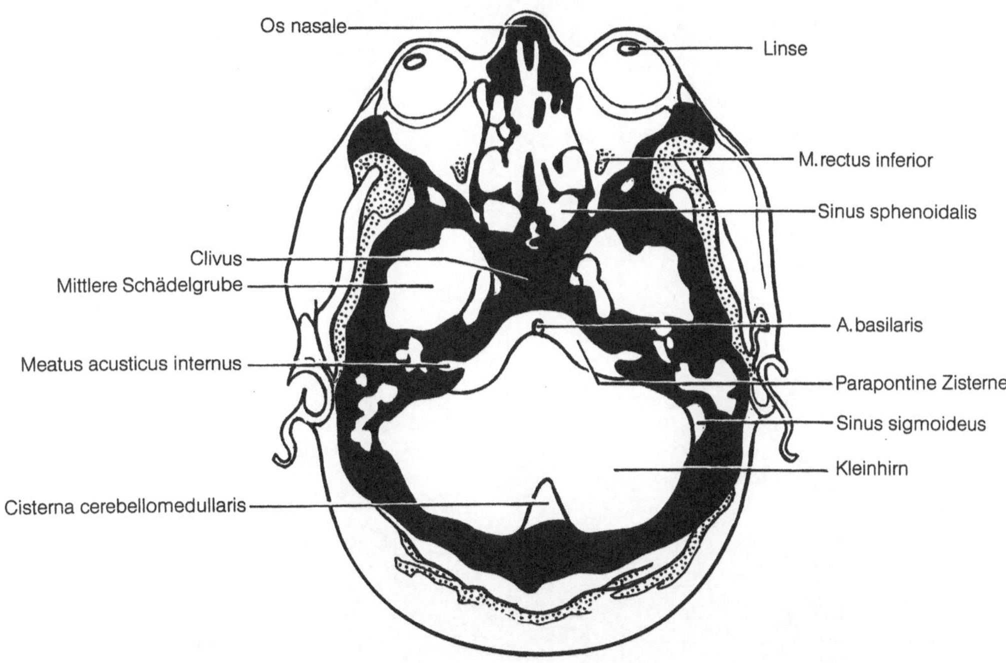

Os nasale
Linse
M. rectus inferior
Sinus sphenoidalis
Clivus
Mittlere Schädelgrube
A. basilaris
Meatus acusticus internus
Parapontine Zisterne
Sinus sigmoideus
Kleinhirn
Cisterna cerebellomedullaris

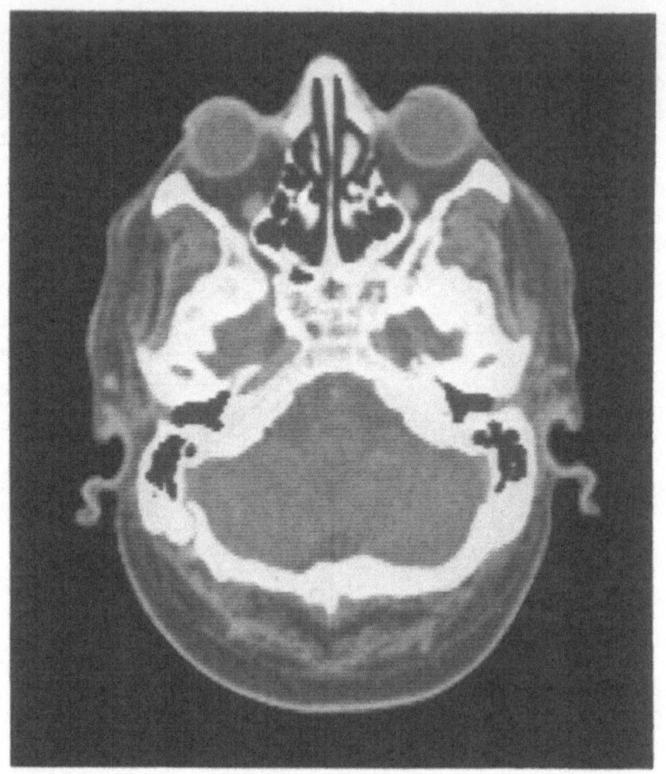

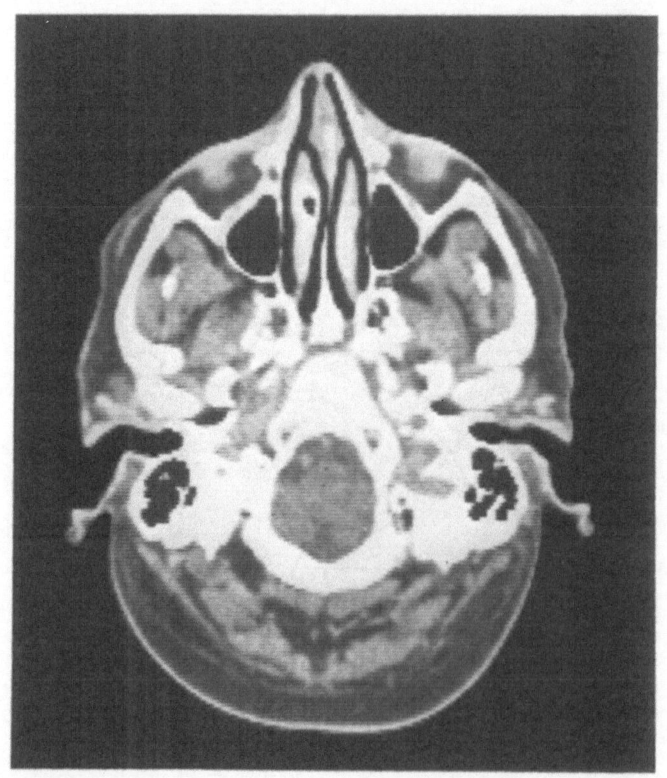

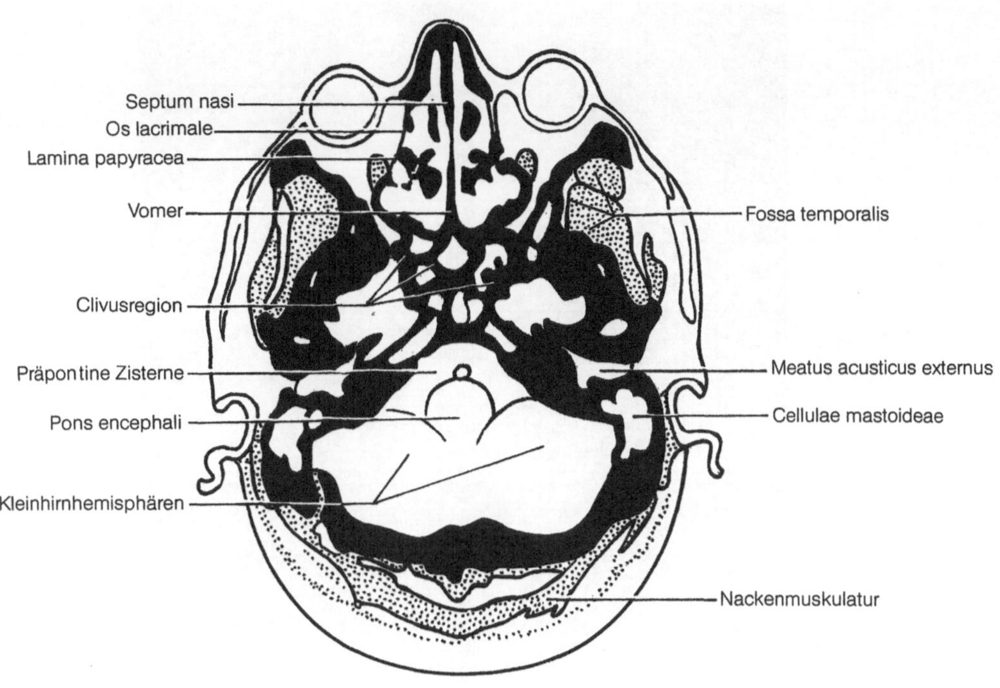

Septum nasi
Os lacrimale
Lamina papyracea
Vomer
Fossa temporalis
Clivusregion
Präpontine Zisterne
Meatus acusticus externus
Pons encephali
Cellulae mastoideae
Kleinhirnhemisphären
Nackenmuskulatur

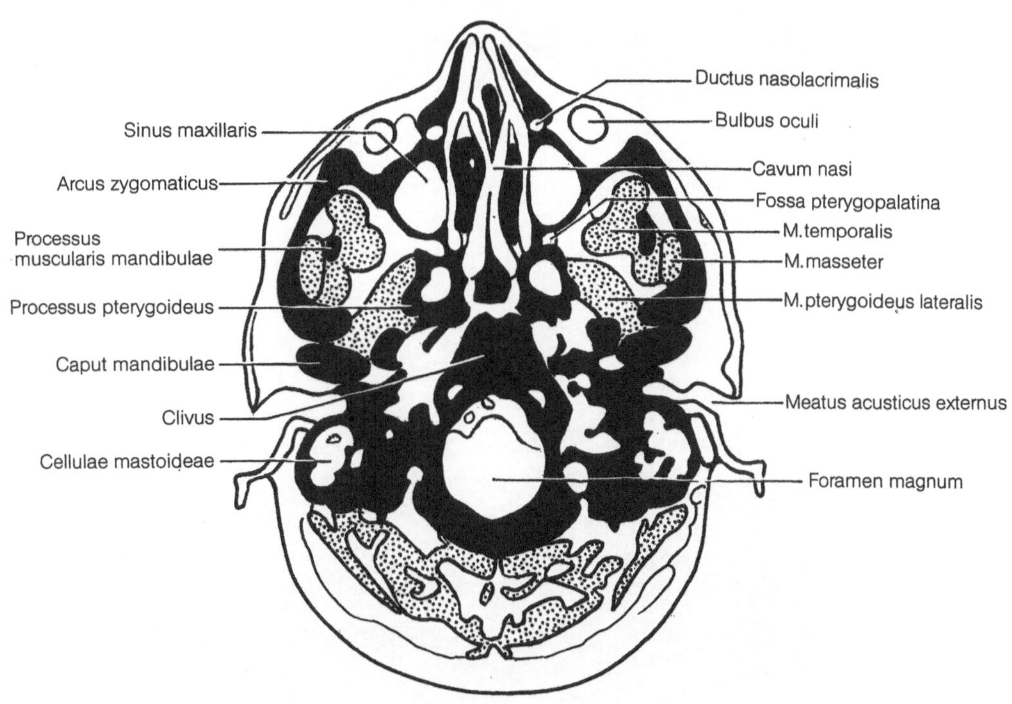

Ductus nasolacrimalis
Sinus maxillaris
Bulbus oculi
Arcus zygomaticus
Cavum nasi
Fossa pterygopalatina
Processus
muscularis mandibulae
M.temporalis
M.masseter
Processus pterygoideus
M.pterygoideus lateralis
Caput mandibulae
Clivus
Meatus acusticus externus
Cellulae mastoideae
Foramen magnum

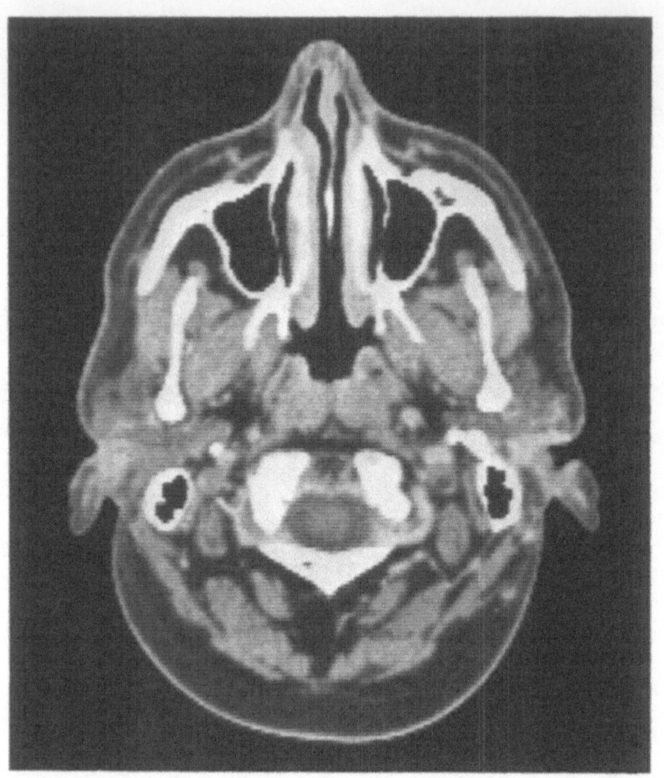

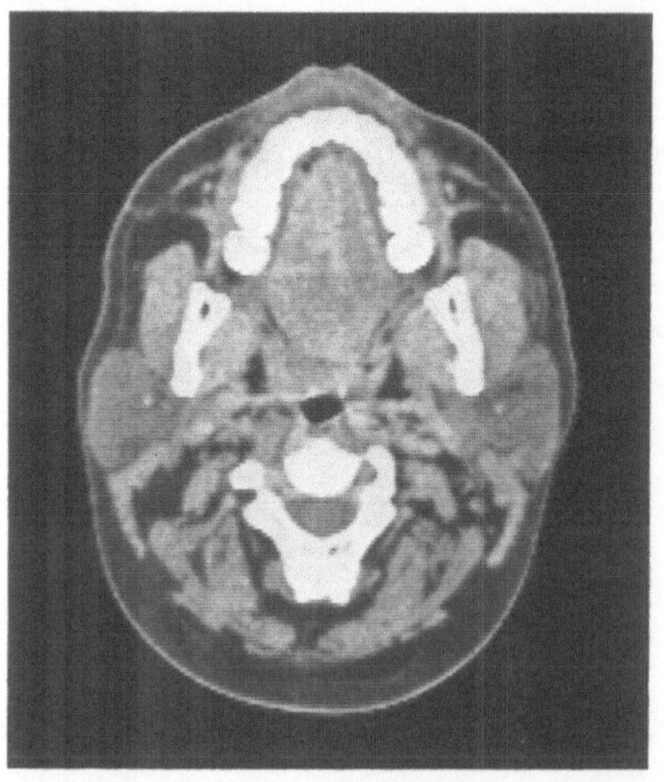

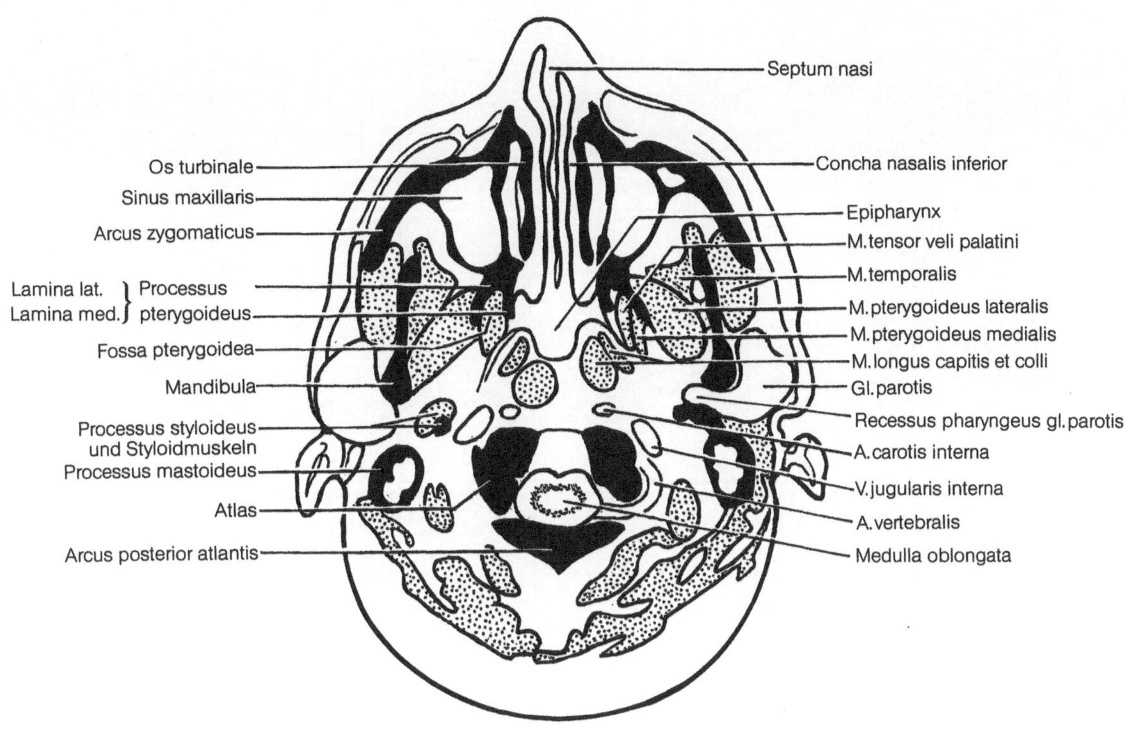

Septum nasi
Os turbinale
Sinus maxillaris
Arcus zygomaticus
Concha nasalis inferior
Epipharynx
M. tensor veli palatini
M. temporalis
Lamina lat.
Lamina med.
Processus pterygoideus
M. pterygoideus lateralis
M. pterygoideus medialis
Fossa pterygoidea
M. longus capitis et colli
Mandibula
Gl. parotis
Processus styloideus und Styloidmuskeln
Recessus pharyngeus gl. parotis
Processus mastoideus
A. carotis interna
Atlas
V. jugularis interna
A. vertebralis
Arcus posterior atlantis
Medulla oblongata

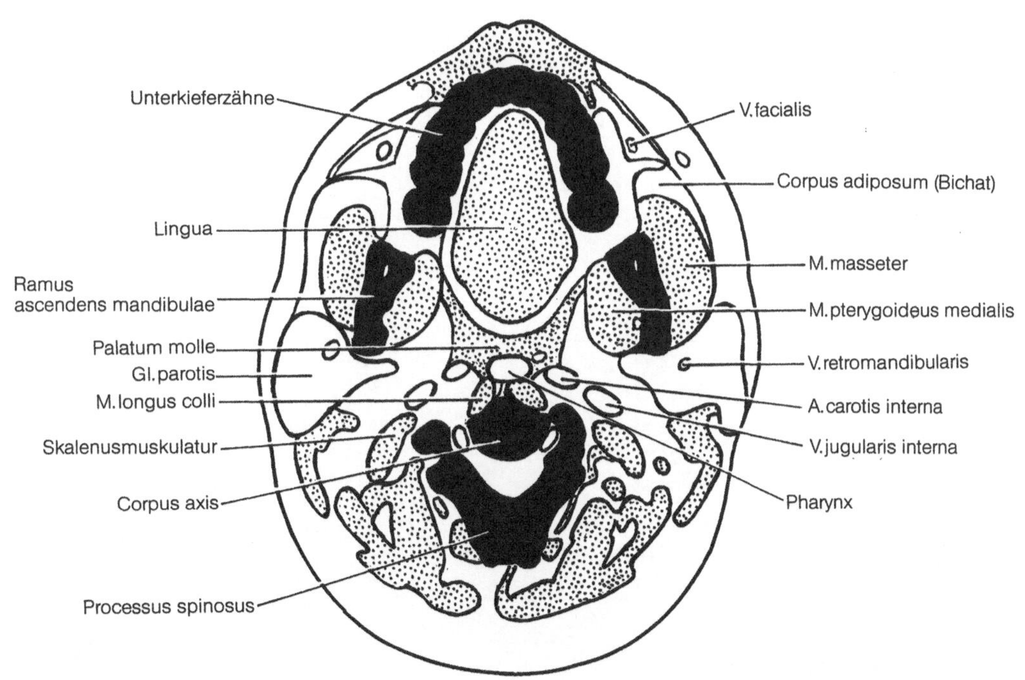

Unterkieferzähne
V. facialis
Corpus adiposum (Bichat)
Lingua
Ramus ascendens mandibulae
M. masseter
M. pterygoideus medialis
Palatum molle
V. retromandibularis
Gl. parotis
A. carotis interna
M. longus colli
V. jugularis interna
Skalenusmuskulatur
Corpus axis
Pharynx
Processus spinosus

31 Computertomografie Felsenbein axial

Die in axialer Projektion erstellten Tomogramme sollten eine Schichtbreite von etwa 2 mm haben. Die Schichtserie sollte in kontinuierlichen Abständen von ebenfalls 2 mm durchgeführt werden. Zur Hochauflösung feinster Knochenstrukturen stehen besondere Rechenprogramme zur Verfügung.

Die überlagerungsfreie computertomografische Darstellung des Felsenbeins erlaubt eine Beurteilung von äußerem Gehörgang, Paukenhöhle, Gehörknöchelchen, Kuppelraum, Antrum, Mastoid, Sinus sigmoideus, Innenohr und innerem Gehörgang sowie Felsenbeinspitze.

Die Untersuchung ist indiziert bei Fehlbildungen mit Aplasie oder Dysplasie von Gehörgang und Mittelohr. Bei chronischer Mittelohreiterung, besonders beim Cholesteatom, und bei tumorösen Prozessen (Karzinome des äußeren Gehörganges und Mittelohres, Metastasen, Akustikusneurinome, Glomustumoren und Tumoren der Schädelbasis) werden nicht nur die ossären Folgen der Erkrankungen, sondern auch die Weichteilprozesse selbst abgebildet.

In vier Tomogrammen werden die Strukturen des Felsenbeins von oben nach unten wiedergegeben.

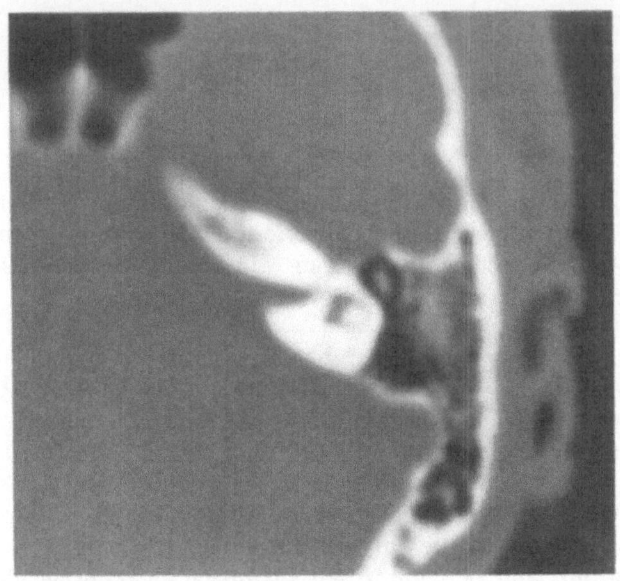

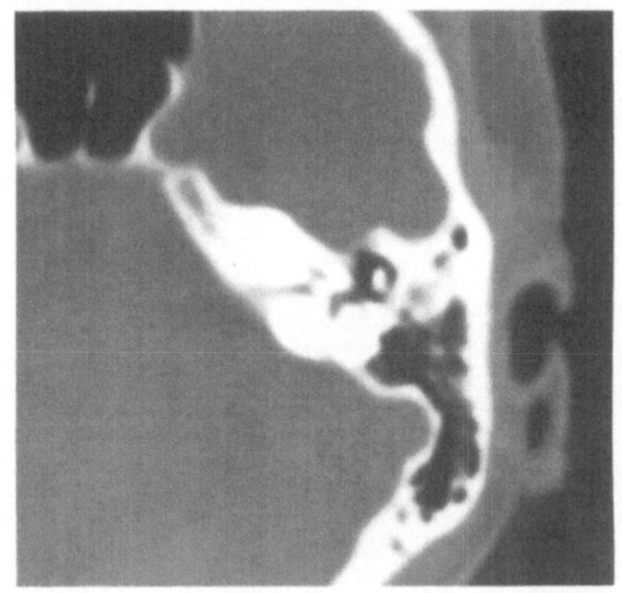

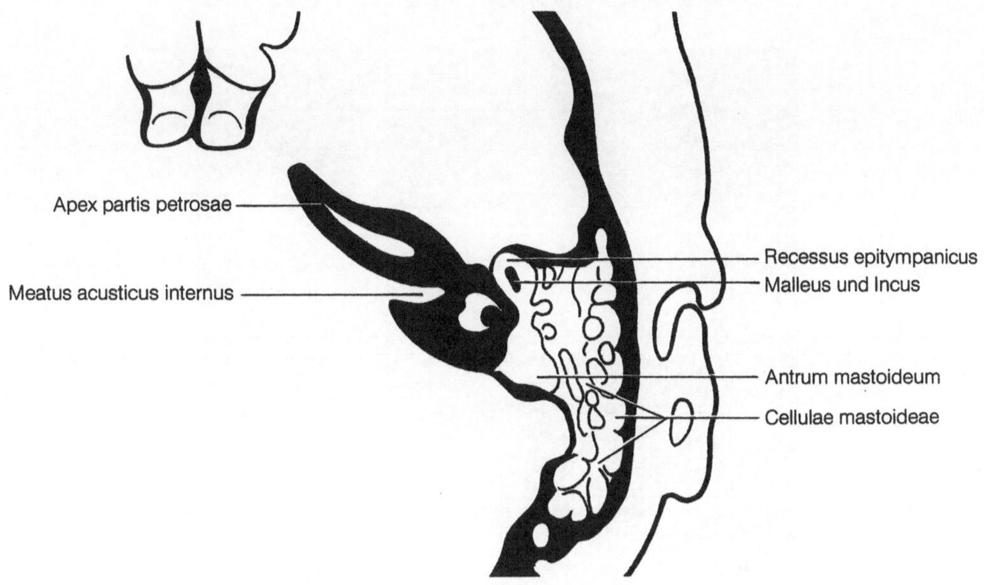

Apex partis petrosae
Meatus acusticus internus
Recessus epitympanicus
Malleus und Incus
Antrum mastoideum
Cellulae mastoideae

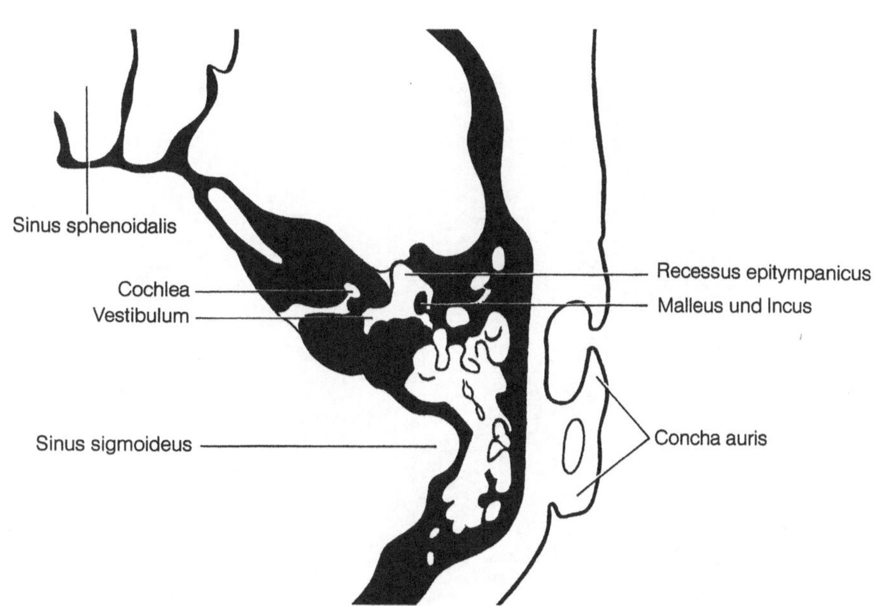

Sinus sphenoidalis
Cochlea
Vestibulum
Sinus sigmoideus
Recessus epitympanicus
Malleus und Incus
Concha auris

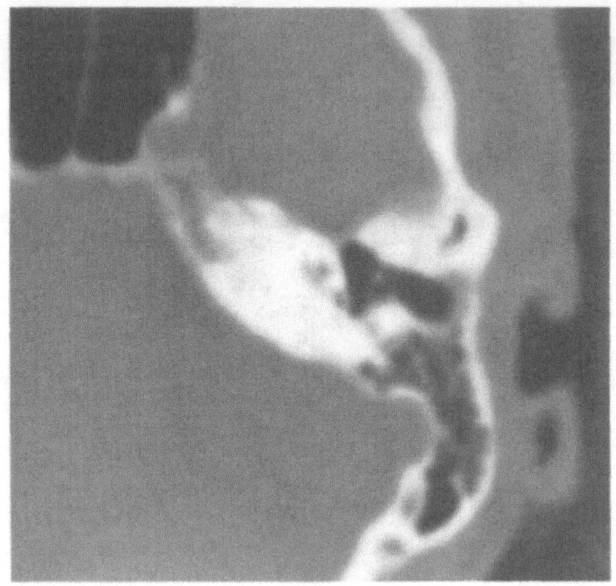

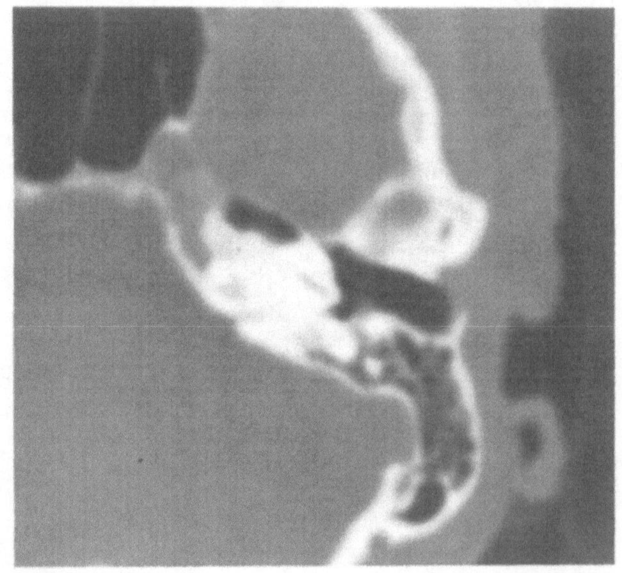

Computertomografie Felsenbein axial

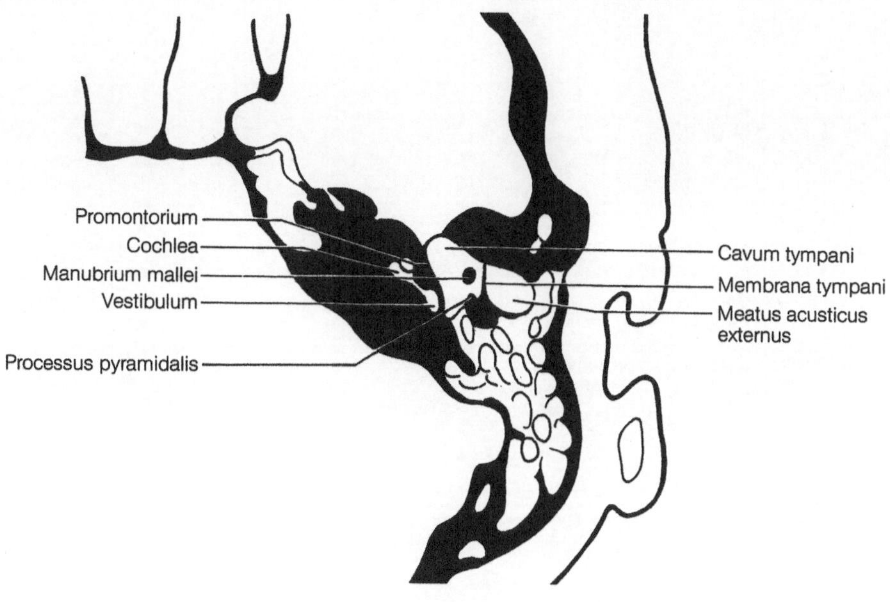

Promontorium
Cochlea
Manubrium mallei
Vestibulum
Processus pyramidalis
Cavum tympani
Membrana tympani
Meatus acusticus externus

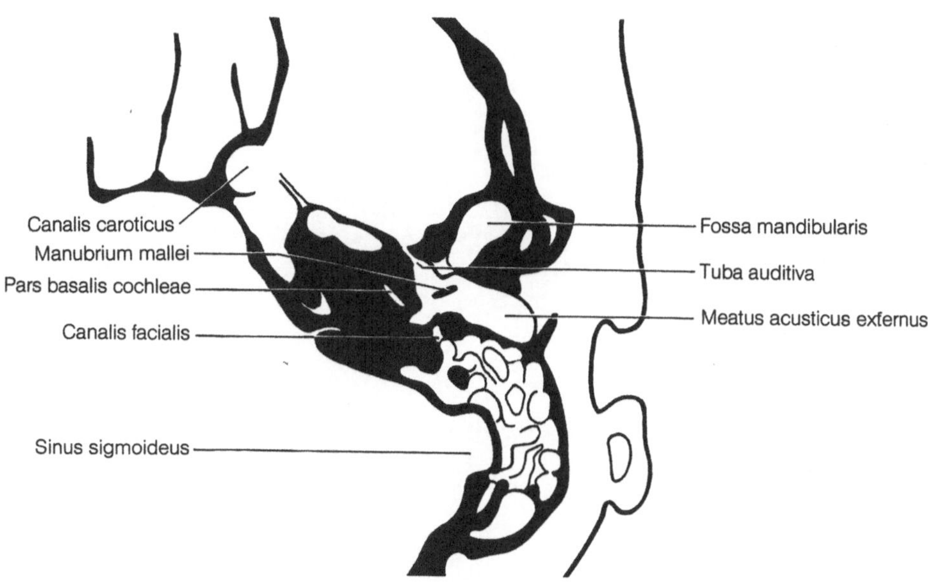

Canalis caroticus
Manubrium mallei
Pars basalis cochleae
Canalis facialis
Sinus sigmoideus
Fossa mandibularis
Tuba auditiva
Meatus acusticus externus

32 Computertomografie Schädel coronar

Die coronare Projektion läuft möglichst parallel zur Coronarnaht und bildet einen rechten Winkel zur Basislinie. Die Untersuchung wird nach starker Reklination des Kopfes und Kippung der Abtasteinheit durchgeführt. Die Zahl der anzufertigenden Schichten richtet sich nach der Fragestellung und der Ausdehnung des Prozesses.

Schädelbasis, die Beziehung der Keilbeinhöhle zum Hypophysenlumen, Orbitadach und -boden, maxillo-ethmoidaler Winkel sowie harter Gaumen und Recessus alveolaris der Kieferhöhlen sind besonders übersichtlich dargestellt.

Sie ergänzt als zweite Ebene die axiale Projektion und klärt vor allem Befunde an der Schädelbasis und bei den parallel zur axialen Schicht verlaufenden ossären Strukturen. Somit dient sie insgesamt der genauen Erfassung der Ausdehnung von Fehlbildungen, Tumoren und Traumen.

Die folgenden Abbildungen zeigen acht von vorne nach hinten verlaufende Tomogramme des Schädels.

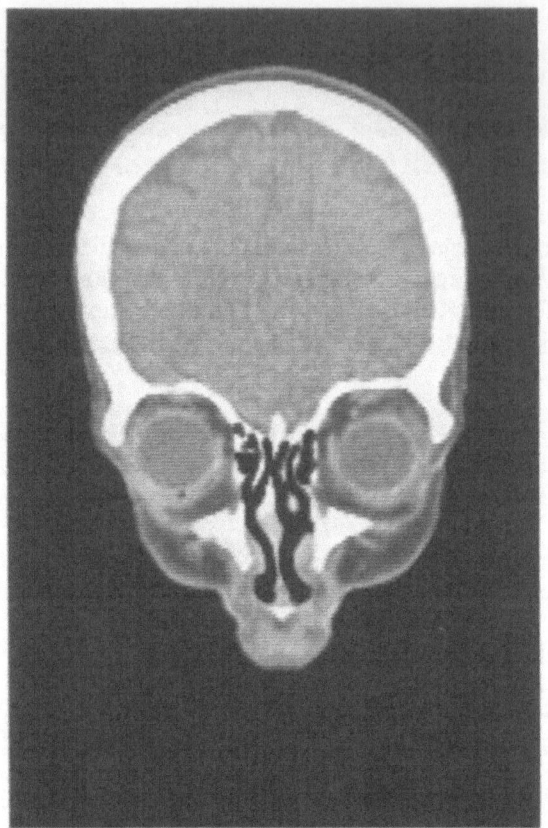

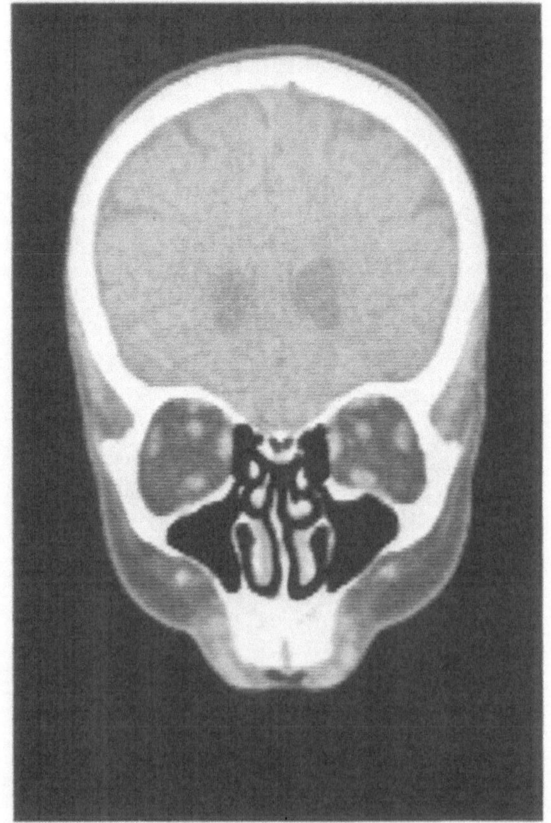

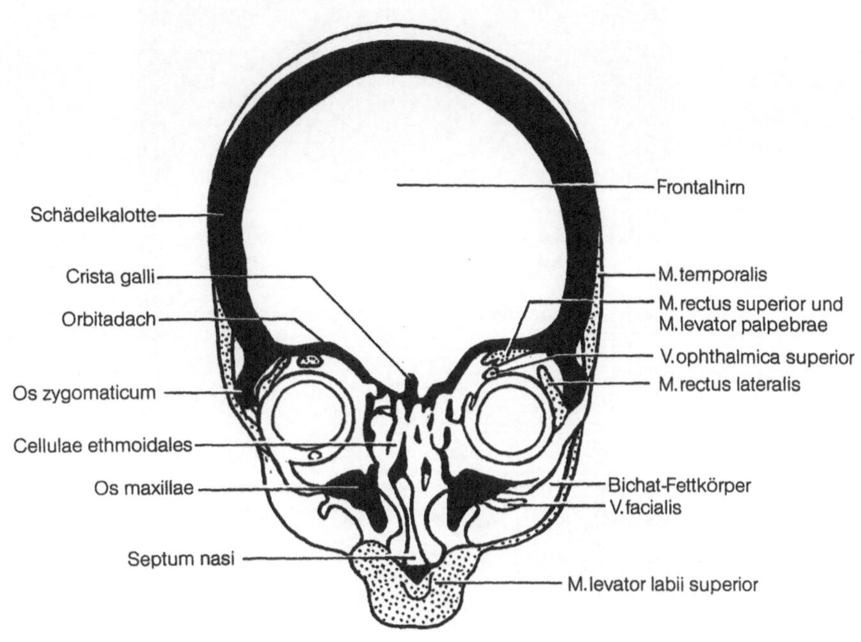

Schädelkalotte
Crista galli
Orbitadach
Os zygomaticum
Cellulae ethmoidales
Os maxillae
Septum nasi
Frontalhirn
M.temporalis
M.rectus superior und M.levator palpebrae
V.ophthalmica superior
M.rectus lateralis
Bichat-Fettkörper
V.facialis
M.levator labii superior

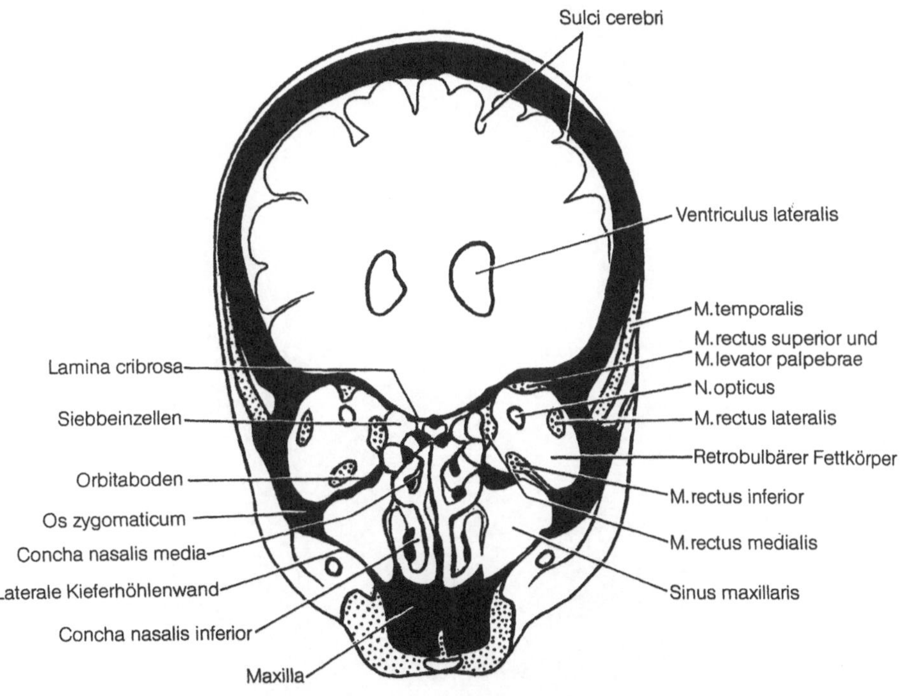

Sulci cerebri
Ventriculus lateralis
M.temporalis
M.rectus superior und M.levator palpebrae
N.opticus
M.rectus lateralis
Retrobulbärer Fettkörper
M.rectus inferior
M.rectus medialis
Sinus maxillaris
Lamina cribrosa
Siebbeinzellen
Orbitaboden
Os zygomaticum
Concha nasalis media
Laterale Kieferhöhlenwand
Concha nasalis inferior
Maxilla

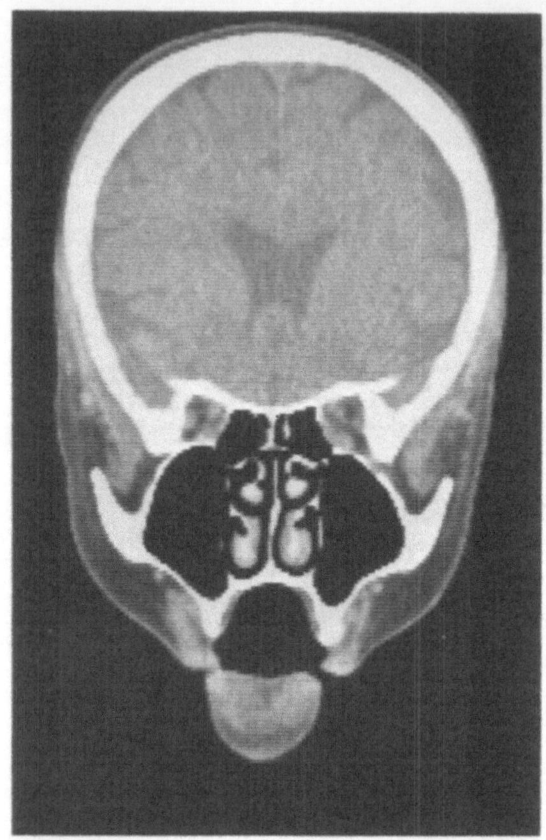

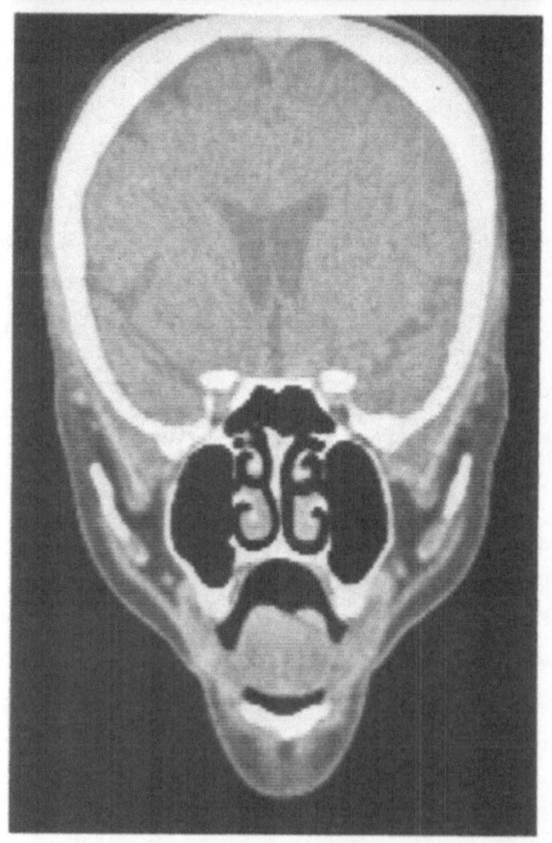

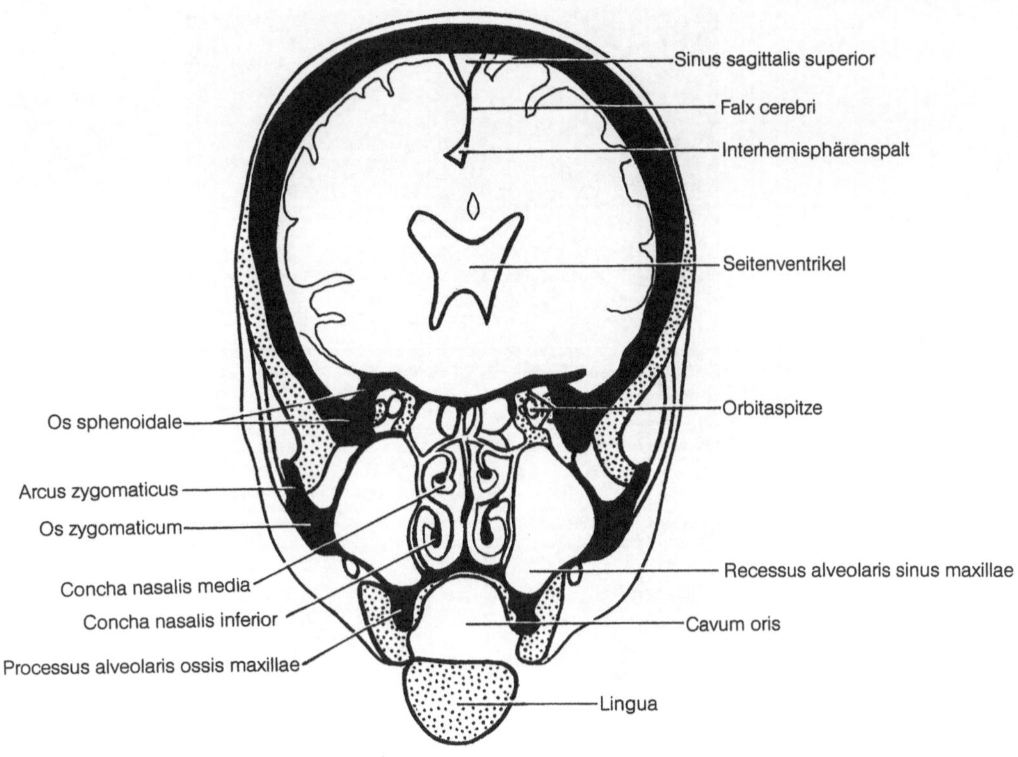

Sinus sagittalis superior
Falx cerebri
Interhemisphärenspalt
Seitenventrikel
Orbitaspitze
Os sphenoidale
Arcus zygomaticus
Os zygomaticum
Concha nasalis media
Concha nasalis inferior
Processus alveolaris ossis maxillae
Recessus alveolaris sinus maxillae
Cavum oris
Lingua

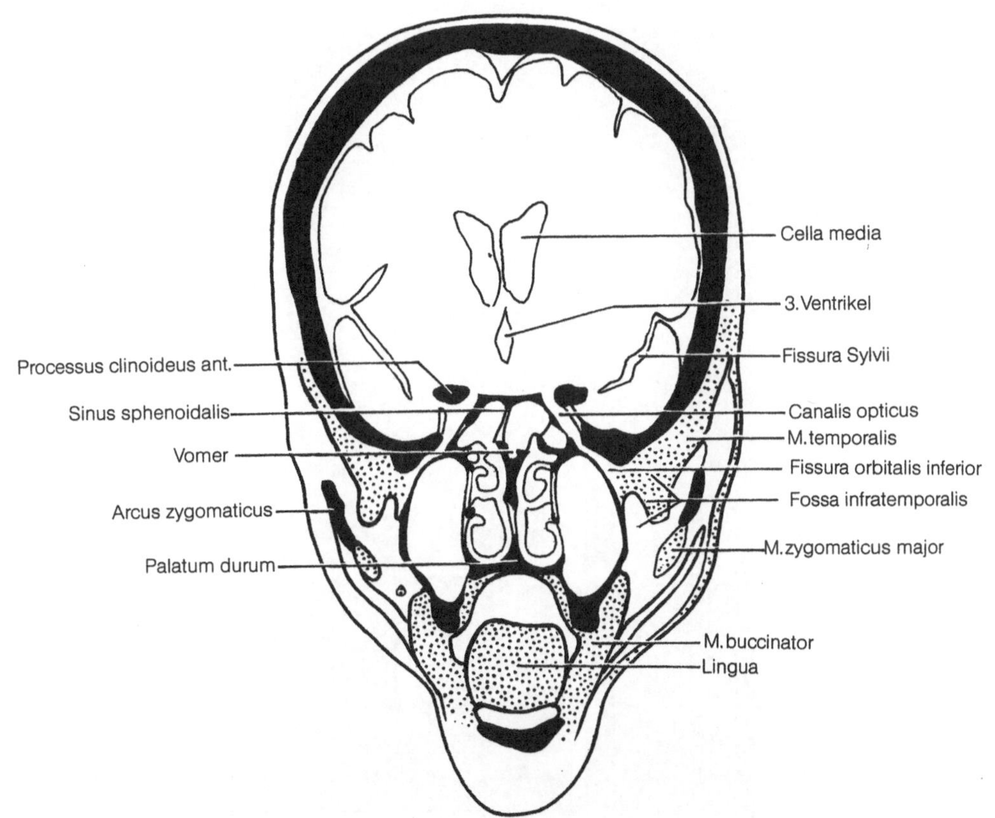

Cella media
3. Ventrikel
Fissura Sylvii
Processus clinoideus ant.
Sinus sphenoidalis
Vomer
Arcus zygomaticus
Palatum durum
Canalis opticus
M. temporalis
Fissura orbitalis inferior
Fossa infratemporalis
M. zygomaticus major
M. buccinator
Lingua

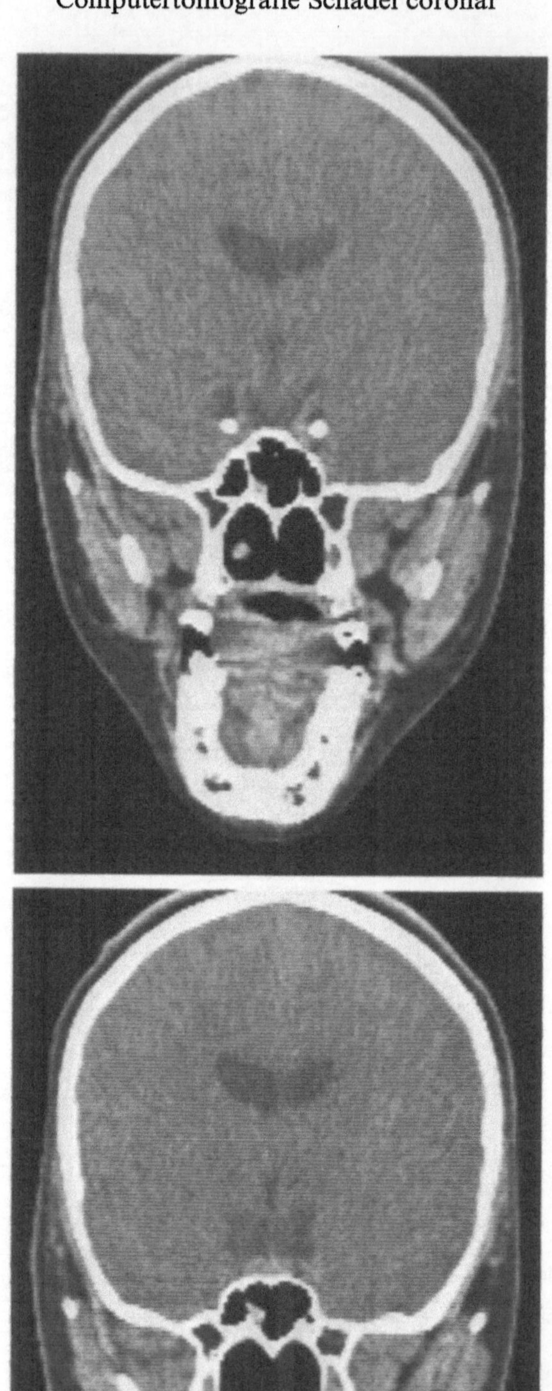

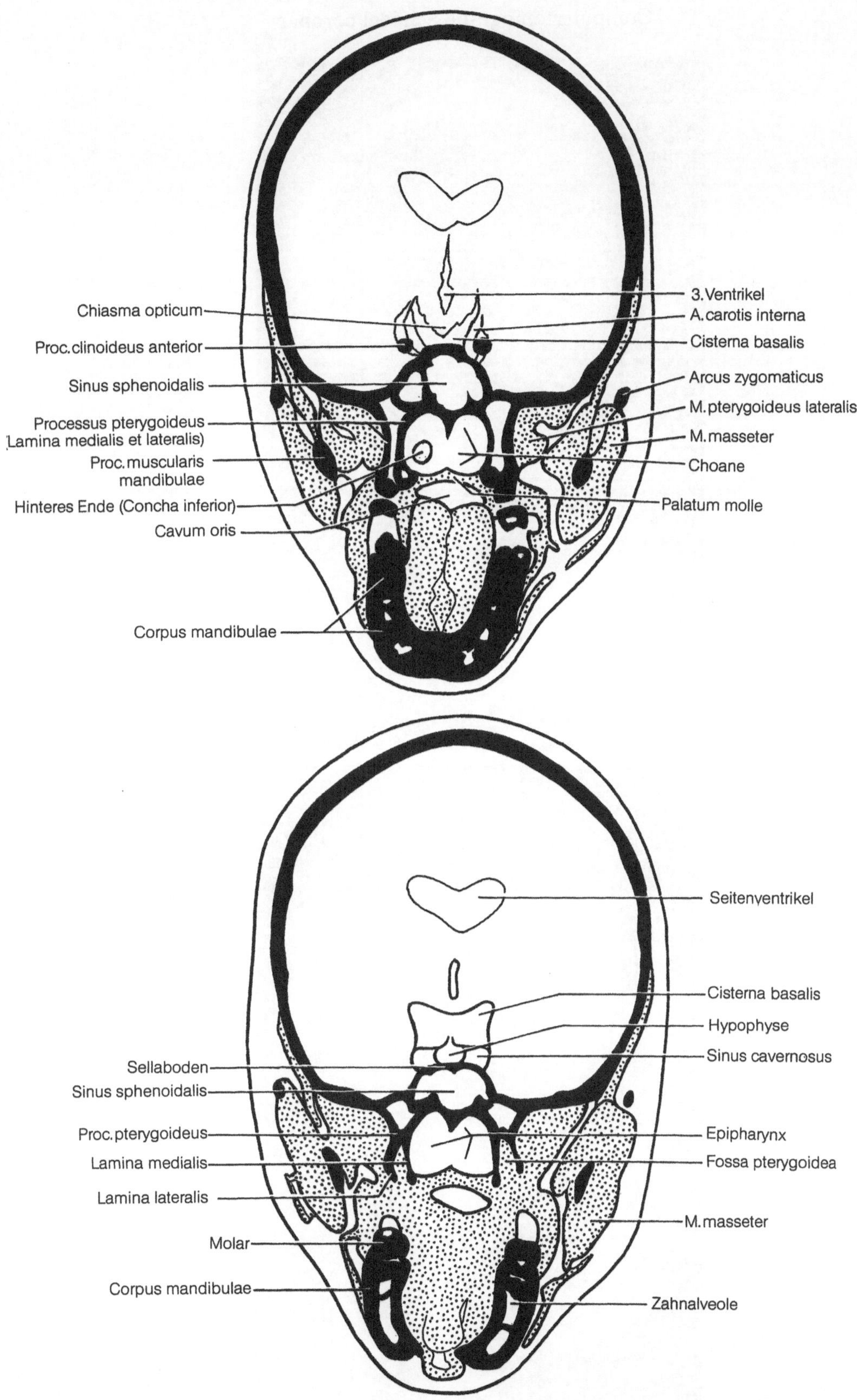
Chiasma opticum
Proc. clinoideus anterior
Sinus sphenoidalis
Processus pterygoideus
(Lamina medialis et lateralis)
Proc. muscularis mandibulae
Hinteres Ende (Concha inferior)
Cavum oris
Corpus mandibulae
3. Ventrikel
A. carotis interna
Cisterna basalis
Arcus zygomaticus
M. pterygoideus lateralis
M. masseter
Choane
Palatum molle
Seitenventrikel
Cisterna basalis
Hypophyse
Sinus cavernosus
Sellaboden
Sinus sphenoidalis
Proc. pterygoideus
Lamina medialis
Lamina lateralis
Molar
Corpus mandibulae
Epipharynx
Fossa pterygoidea
M. masseter
Zahnalveole

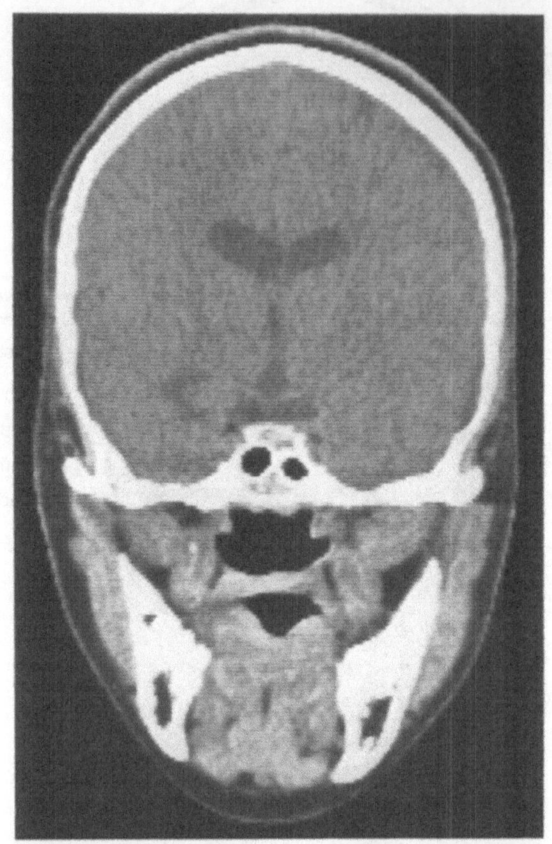

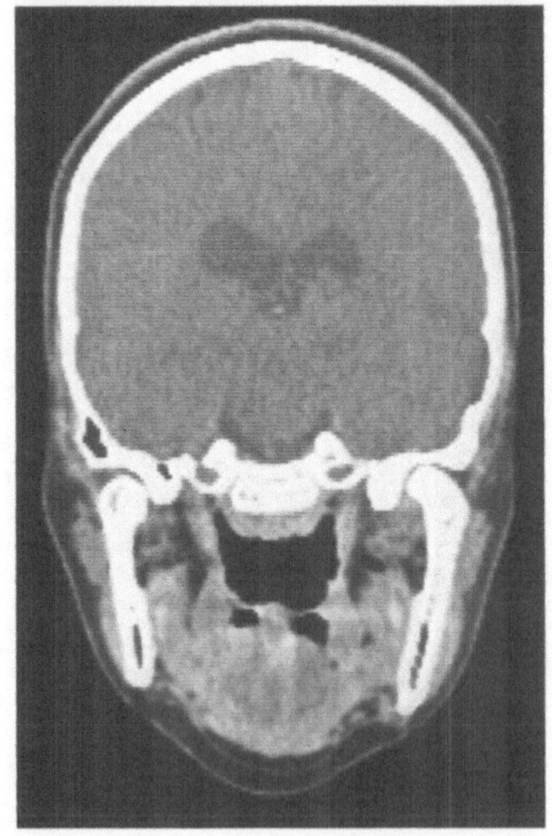

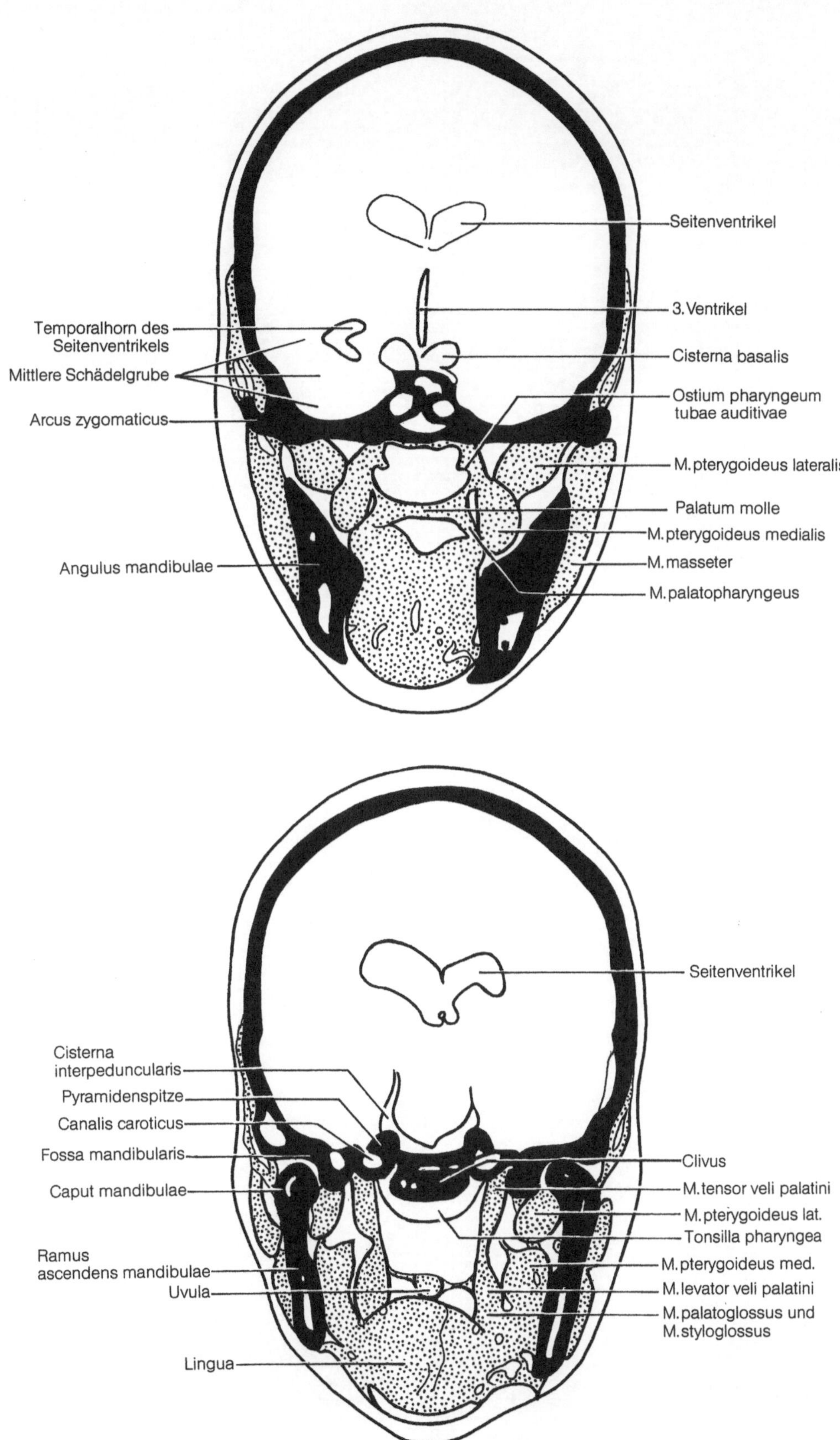

Seitenventrikel
3. Ventrikel
Temporalhorn des
Seitenventrikels
Cisterna basalis
Mittlere Schädelgrube
Ostium pharyngeum
tubae auditivae
Arcus zygomaticus
M. pterygoideus lateralis
Palatum molle
M. pterygoideus medialis
M. masseter
Angulus mandibulae
M. palatopharyngeus
Seitenventrikel
Cisterna
interpeduncularis
Pyramidenspitze
Canalis caroticus
Fossa mandibularis
Clivus
Caput mandibulae
M. tensor veli palatini
M. pterygoideus lat.
Tonsilla pharyngea
Ramus
ascendens mandibulae
M. pterygoideus med.
Uvula
M. levator veli palatini
M. palatoglossus und
M. styloglossus
Lingua

33 Computertomografie Hals

Die Tomogramme werden in 2 mm-Schichtbreite mit einer Tischverschiebung von 4–6 mm angefertigt. Aus dieser Serie sind ausgewählte Schichten der anatomisch relevanten Ebenen abgebildet. Eine Kontrastmittelgabe (Bild 4) empfiehlt sich zur Unterscheidung von Lymphknoten und Gefäßen, bei Verdacht auf einen Glomus-caroticum-Tumor und bei Verdacht auf eine Vena-jugularis-Thrombose.

Neben den ossären Strukturen der Halswirbelsäule mit Darstellung des Spinalkanals und des zervikalen Myelons werden Muskulatur, Lymphknoten und Gefäße des Halses, Glandula submandibularis und Glandula thyreoidea, Os hyoideum sowie der Kehlkopf mit seinen Strukturen abgebildet.

Die Indikation ist bei jeder unklaren Raumforderung im Halsbereich gegeben. Tumoren müssen eine Größe von etwa 1,5 cm haben um erkannt zu werden. Neben der Identifizierung der Tumoren selbst – Karzinome des Mundbodens, Pharynx und Larynx, von Speicheldrüsen, ggf. der Schilddrüse sowie Nebenschilddrüsentumoren, Paragangliome und Neurinome – kann der Befall regionärer oder entfernterer Lymphknoten entlang der Gefäßscheide diagnostiziert werden. Eine Unterscheidung zwischen Lymphknotenmetastasen, Hyperplasien bei lymphatischen Systemerkrankungen und entzündlich veränderten Lymphknoten ist allerdings nicht möglich. Daneben können Abszesse und Phlegmonen nachgewiesen werden.

Bei der Klärung von Verletzungsfolgen ist die Computertomografie dann indiziert, wenn eine supraglottische Schwellung die Laryngoskopie behindert. Dislokationen der Aryknorpel, Frakturen des Schild- und Ringknorpels oder Verletzungen des Hyoids sowie Verengung der Luftwege werden sichtbar.

Auch im Bereich des Halses dient das computertomografische Bild zur Bestrahlungsplanung von Tumoren.

Die acht Tomogramme reichen vom Zungenbein bis zum oberen Trachealabschnitt.

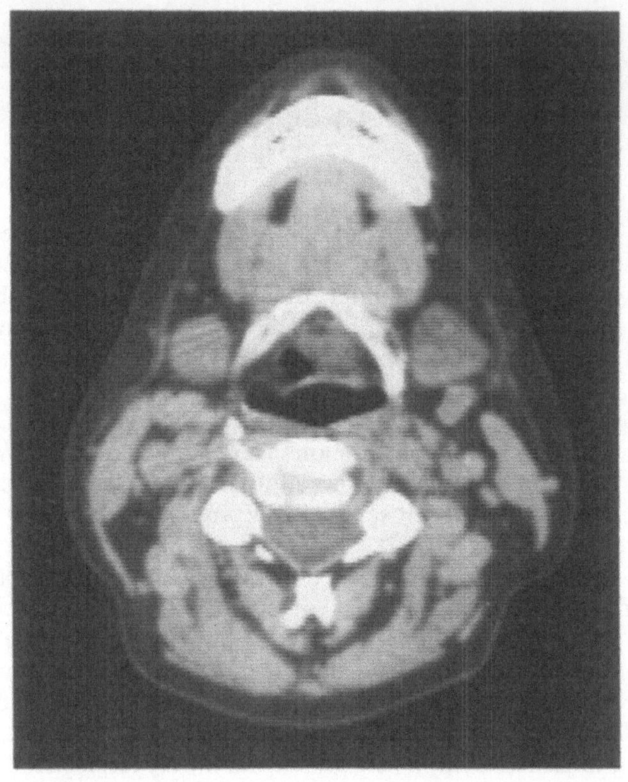

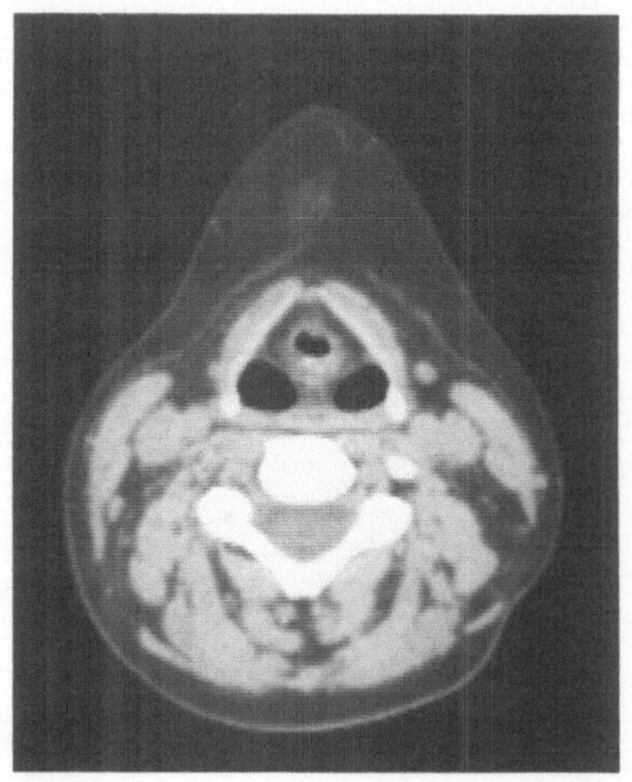

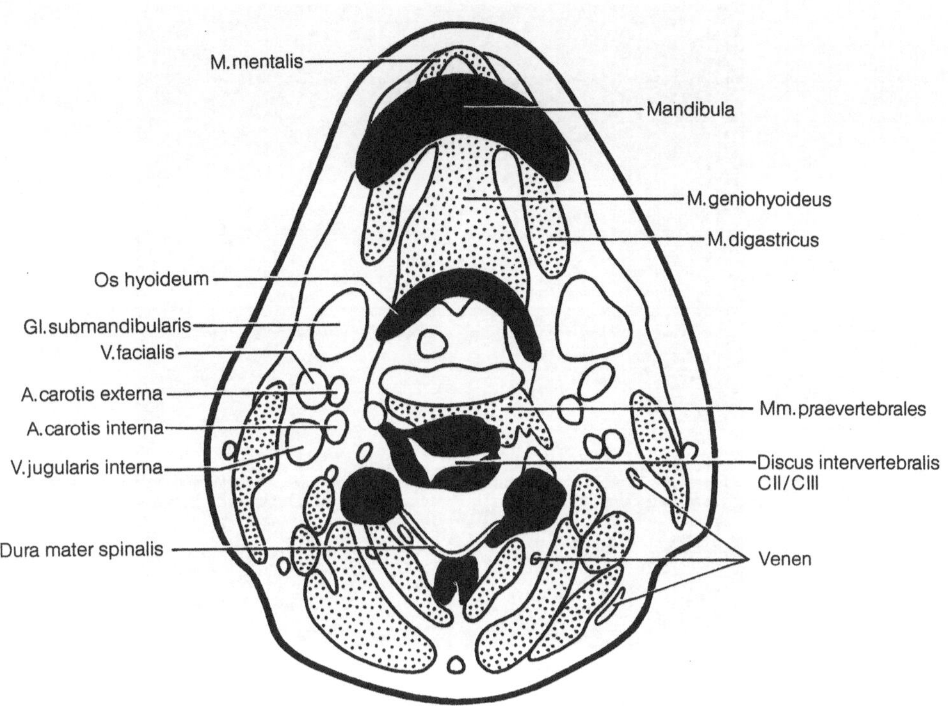

M.mentalis
Mandibula
M.geniohyoideus
M.digastricus
Os hyoideum
Gl.submandibularis
V.facialis
A.carotis externa
A.carotis interna
V.jugularis interna
Mm.praevertebrales
Discus intervertebralis CII/CIII
Dura mater spinalis
Venen

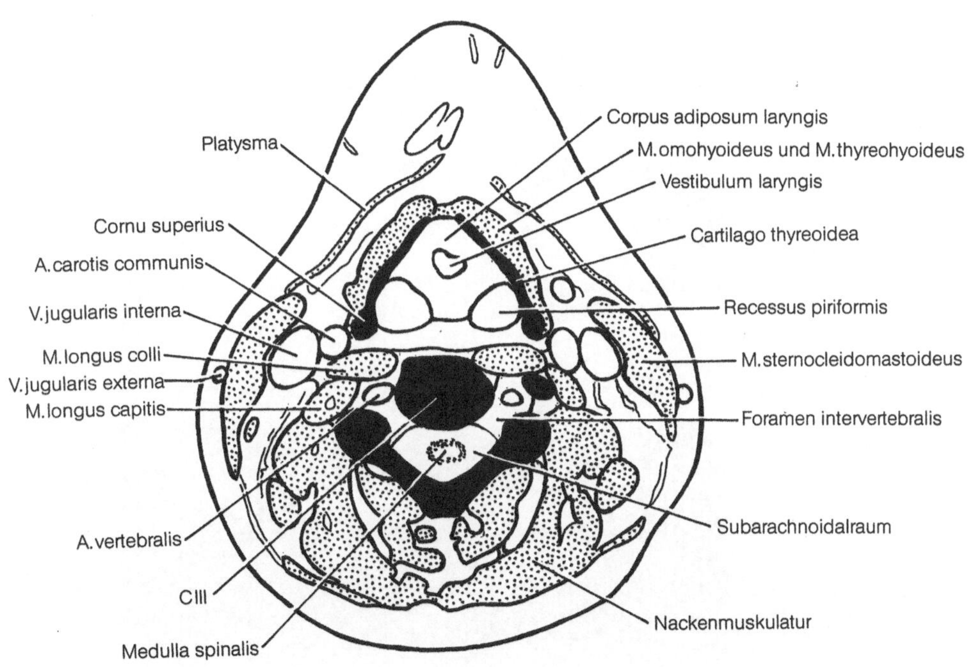

Platysma
Corpus adiposum laryngis
M.omohyoideus und M.thyreohyoideus
Vestibulum laryngis
Cornu superius
A.carotis communis
V.jugularis interna
Cartilago thyreoidea
Recessus piriformis
M.longus colli
V.jugularis externa
M.longus capitis
M.sternocleidomastoideus
Foramen intervertebralis
A.vertebralis
Subarachnoidalraum
CIII
Medulla spinalis
Nackenmuskulatur

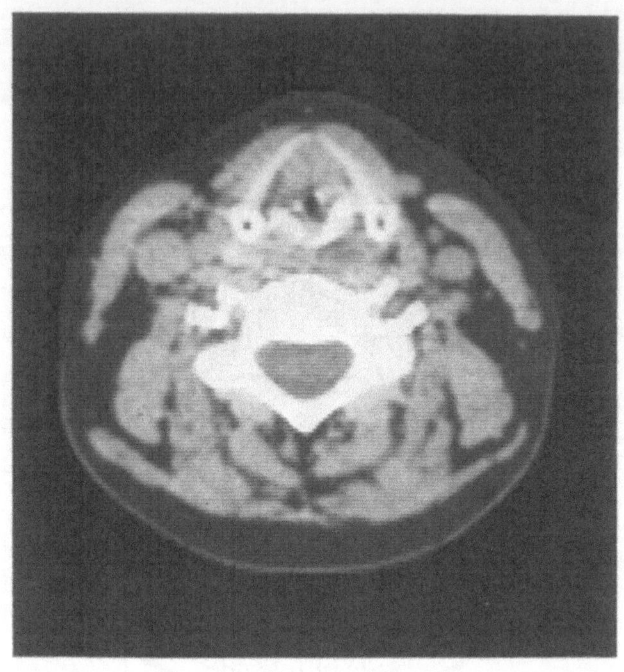

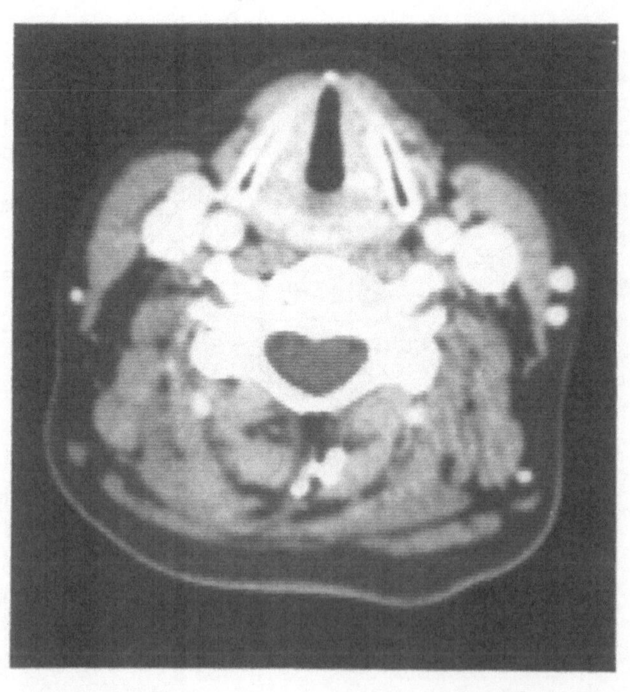

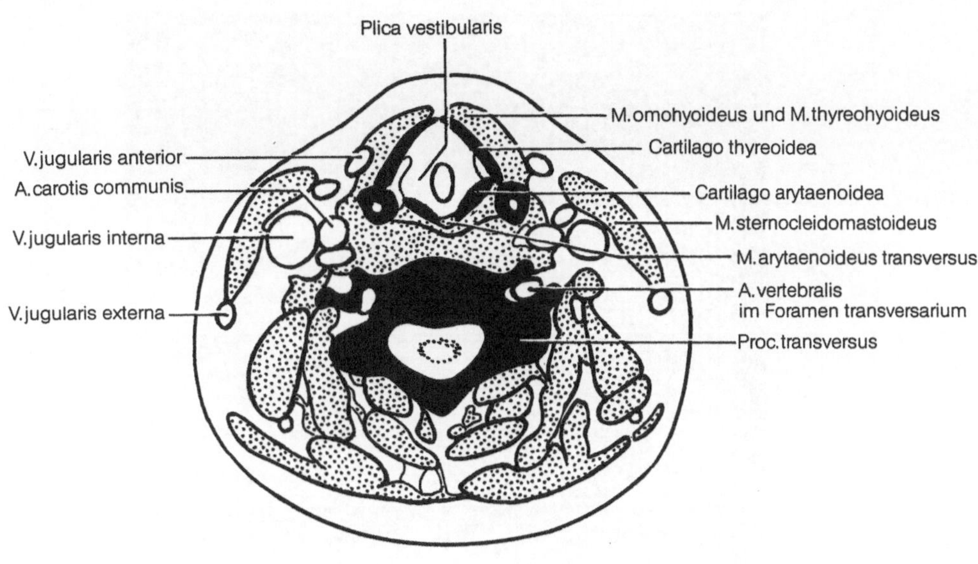

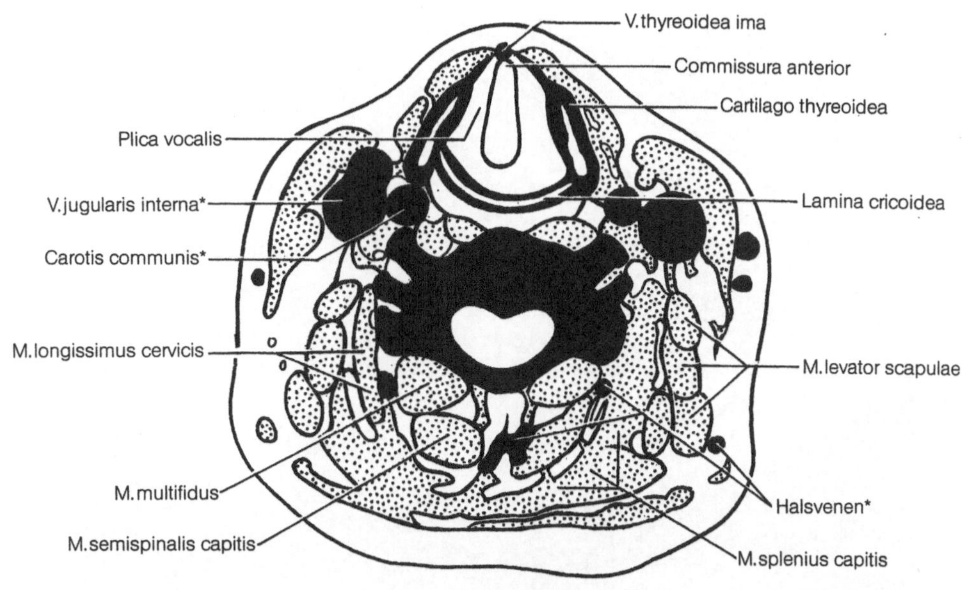

* Nach Kontrastmittelgabe

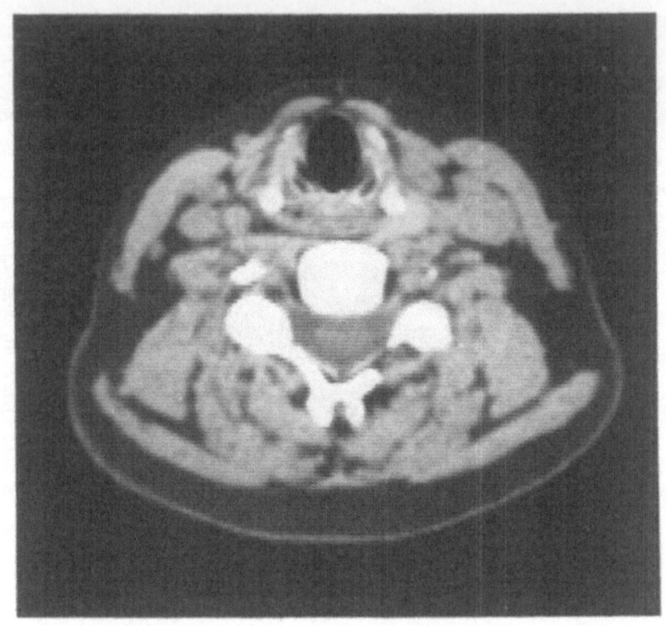

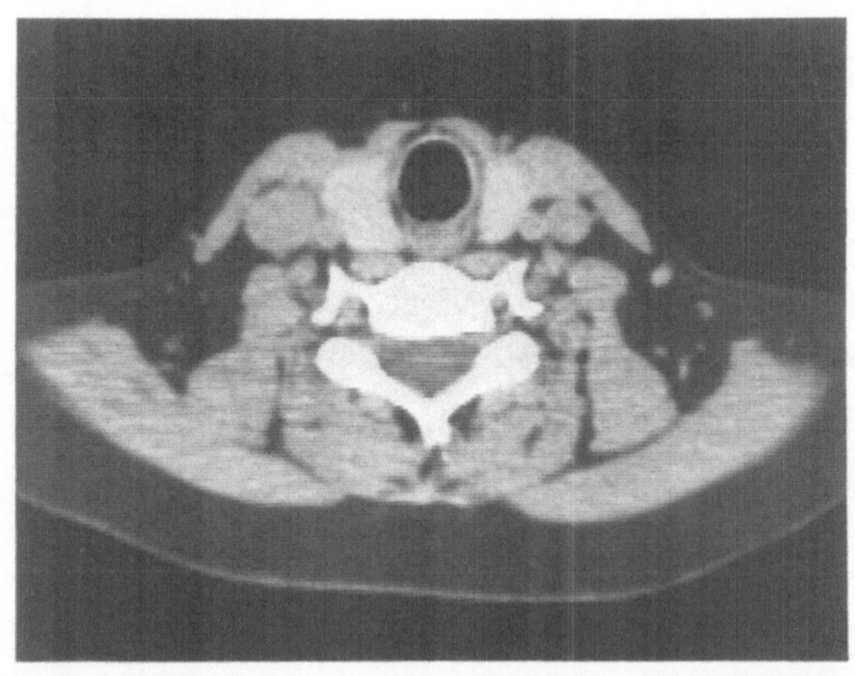

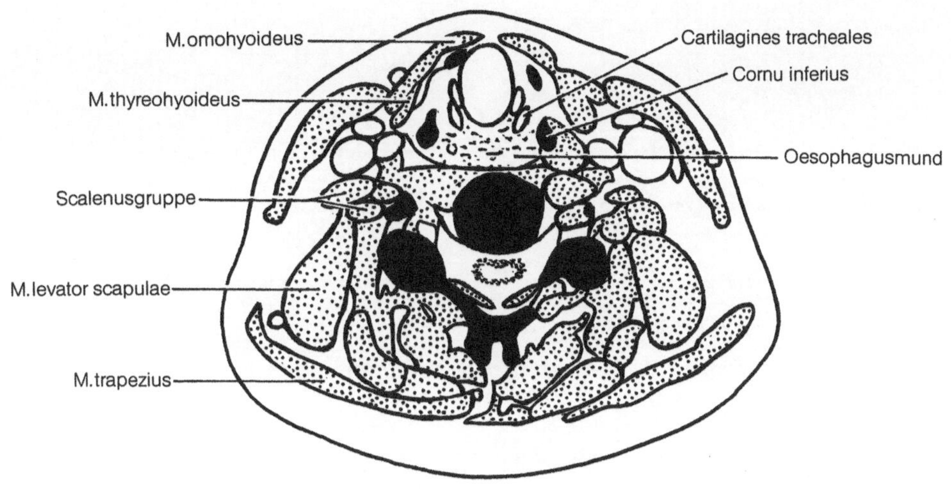

M.omohyoideus
Cartilagines tracheales
M.thyreohyoideus
Cornu inferius
Oesophagusmund
Scalenusgruppe
M.levator scapulae
M.trapezius

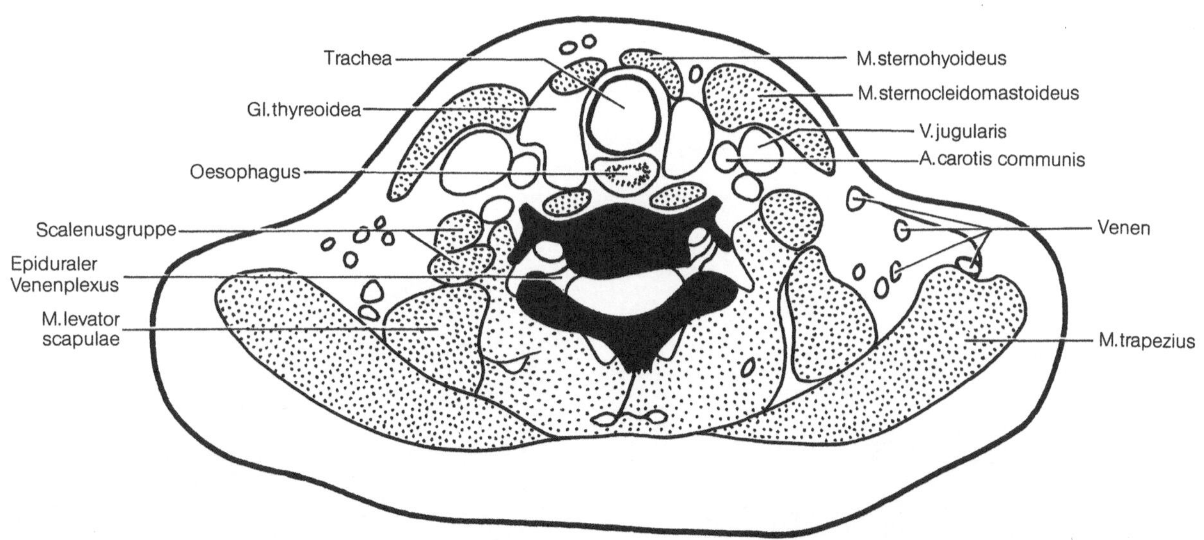

Trachea
M.sternohyoideus
Gl.thyreoidea
M.sternocleidomastoideus
V.jugularis
Oesophagus
A.carotis communis
Scalenusgruppe
Venen
Epiduraler
Venenplexus
M.levator
scapulae
M.trapezius

Schädelanatomie

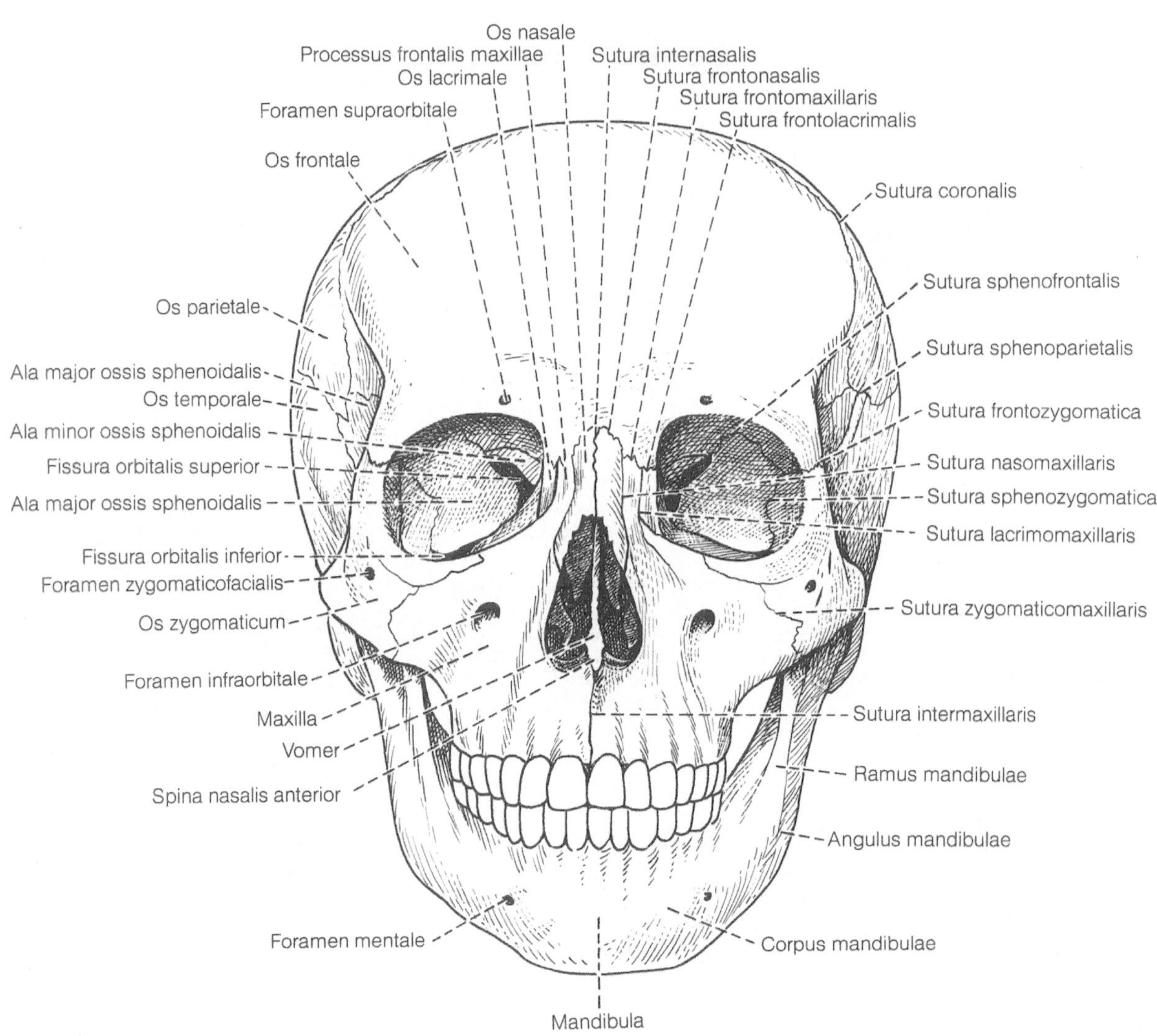

Os nasale
Processus frontalis maxillae
Os lacrimale
Foramen supraorbitale
Os frontale
Sutura internasalis
Sutura frontonasalis
Sutura frontomaxillaris
Sutura frontolacrimalis
Sutura coronalis
Sutura sphenofrontalis
Os parietale
Sutura sphenoparietalis
Ala major ossis sphenoidalis
Os temporale
Ala minor ossis sphenoidalis
Sutura frontozygomatica
Fissura orbitalis superior
Sutura nasomaxillaris
Ala major ossis sphenoidalis
Sutura sphenozygomatica
Sutura lacrimomaxillaris
Fissura orbitalis inferior
Foramen zygomaticofacialis
Os zygomaticum
Sutura zygomaticomaxillaris
Foramen infraorbitale
Maxilla
Sutura intermaxillaris
Vomer
Ramus mandibulae
Spina nasalis anterior
Angulus mandibulae
Foramen mentale
Corpus mandibulae
Mandibula

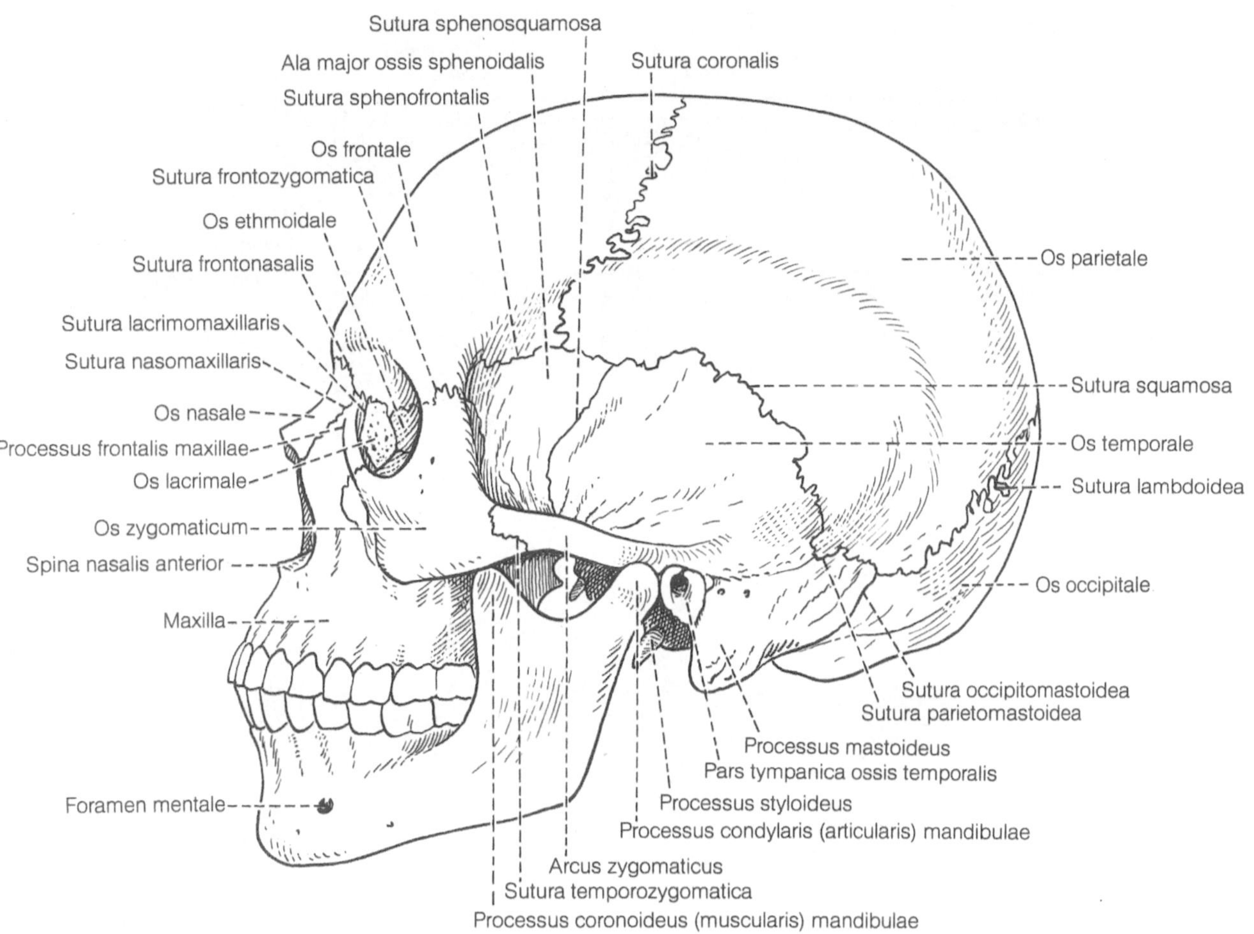

Sutura sphenosquamosa
Ala major ossis sphenoidalis
Sutura sphenofrontalis
Sutura coronalis
Os frontale
Sutura frontozygomatica
Os ethmoidale
Sutura frontonasalis
Sutura lacrimomaxillaris
Sutura nasomaxillaris
Os nasale
Processus frontalis maxillae
Os lacrimale
Os zygomaticum
Spina nasalis anterior
Maxilla
Foramen mentale
Os parietale
Sutura squamosa
Os temporale
Sutura lambdoidea
Os occipitale
Sutura occipitomastoidea
Sutura parietomastoidea
Processus mastoideus
Pars tympanica ossis temporalis
Processus styloideus
Processus condylaris (articularis) mandibulae
Arcus zygomaticus
Sutura temporozygomatica
Processus coronoideus (muscularis) mandibulae

3 Innere Schädelbasis

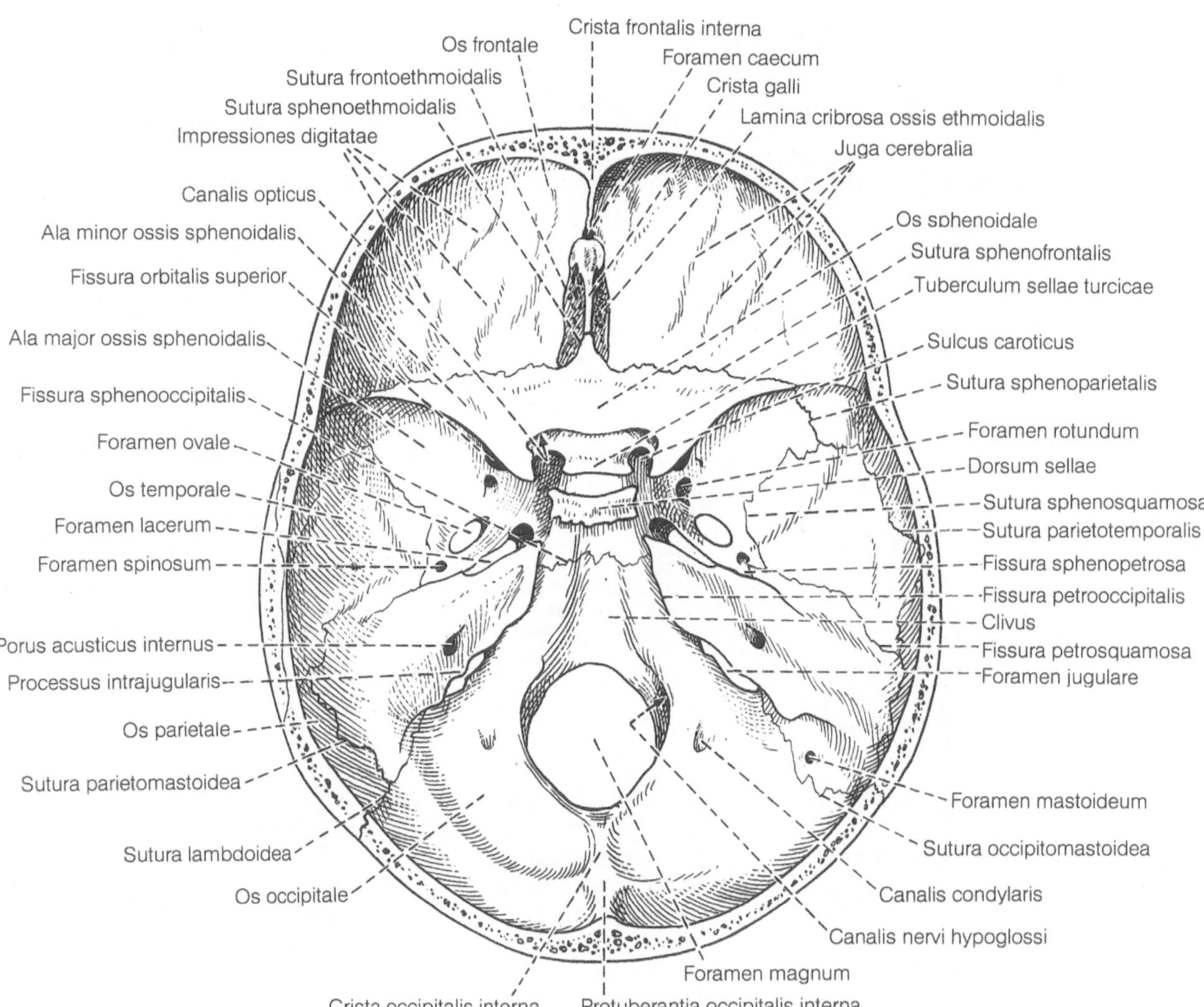

4 Äußere Schädelbasis

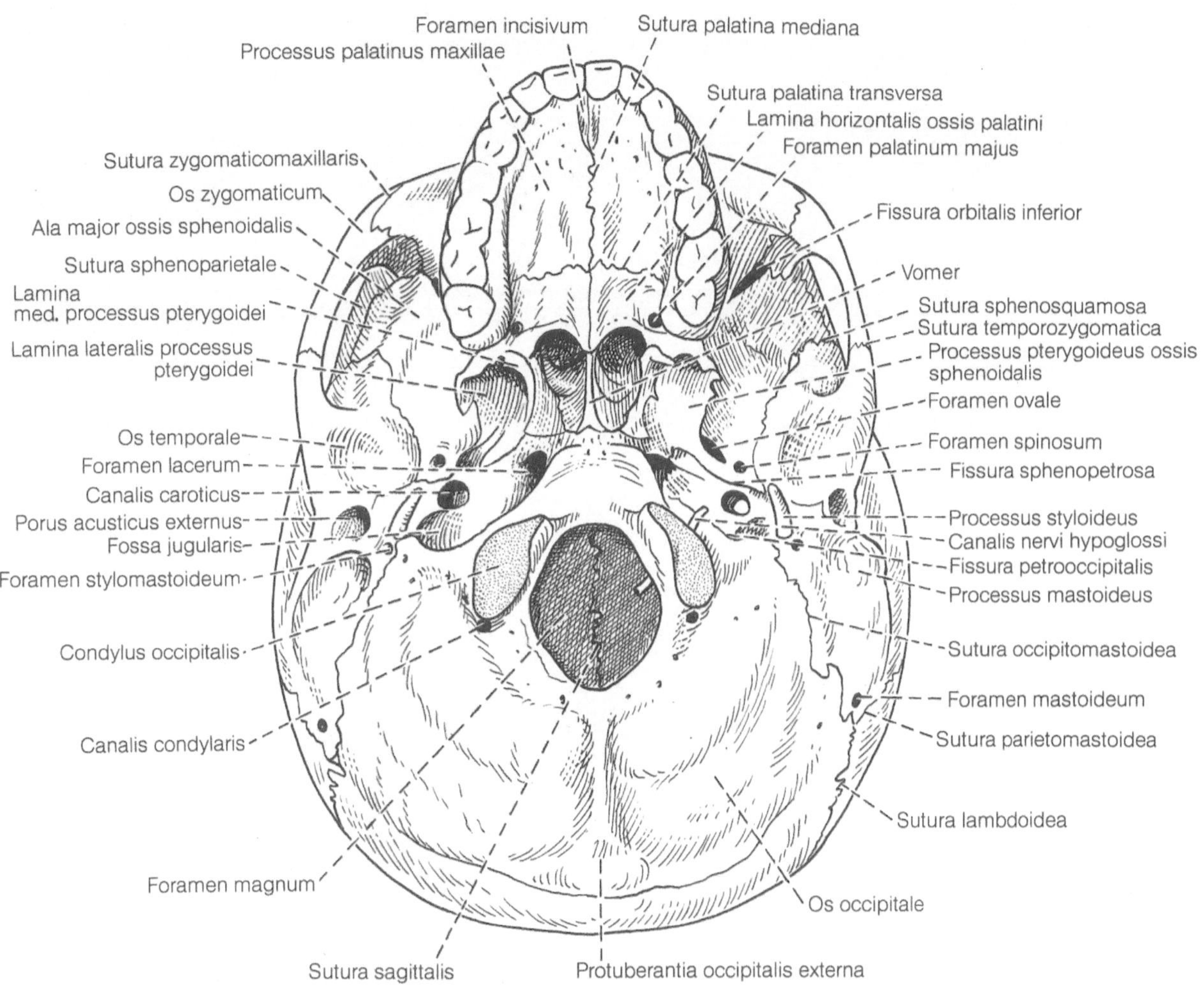

Röntgenologische Begriffe

Abkürzungen: a.p. = anterior-posteriorer Strahlengang
p.a. = posterior-anteriorer Strahlengang
c.c. = craniocaudaler Strahlengang (fußwärts) oder
caudocranialer Strahlengang (kopfwärts)

Absorption: Für die Schwächung von Röntgenstrahlen im diagnostischen Bereich sind beim Durchgang durch Materie folgende Wechselwirkungen von Photonen mit den Elektronen der Atomhülle verantwortlich: klassische Streuung, Fotoeffekt und Compton-Effekt. Bei der klassischen Streuung nimmt die Elektronenhülle die Energie des einfallenden Photons auf und gibt sie in Form eines Photons gleicher Energie, aber mit veränderter Richtung, wieder ab. Beim Fotoeffekt wird das Photon absorbiert und die Energie auf ein Elektron der inneren Hüllen (K-, L-, M-Schale) übertragen. Durch die Energiezufuhr von außen verläßt das Elektron seine Bahn, das Atom ist ionisiert. Der freigewordene Platz wird durch Elektronen der äußeren Schalen wieder besetzt. Die dabei freigesetzte Energie verläßt als Röntgenstrahlung das Atom und heißt „charakteristische Eigenstrahlung". Ein Compton-Effekt tritt dann auf, wenn das Photon nur einen Teil seiner Energie an ein Elektron abgibt; das Photon ändert seine Richtung und geht in ein langwelligeres Photon über. Ein Elektron der äußeren Schale verläßt mit der vom Photon aufgenommenen Energie den Atomverband.

Angiografie: Die Röntgenuntersuchung von Blutgefäßen nach intravasaler Injektion von Kontrastmittel ist in der HNO-Heilkunde nur bei wenigen Erkrankungen eine unverzichtbare diagnostische Maßnahme (s. Arteriografie und Phlebografie).

Arteriografie: Die Arteriografie dient vor allem bei großen oder bei sehr gefäßreichen Tumoren der präoperativen Darstellung der tumorversorgenden Gefäße und tumorbedingten Gefäßverlagerungen oder Stenosen. Bei Glomustumoren (Glomus jugulare, Glomus tympanicum, Glomus caroticum) ist sie die Methode der Wahl. Die Blutversorgung kommt aus der Carotis externa sowie dem vertebro-basilären Kreislauf; deshalb ist sowohl die Carotis- als auch ggf. die Vertebralis-Angiografie indiziert. Neben der direkten Punktion der A. carotis communis wird heute vor allem in der von Seldinger* angegebenen Technik ein Katheter in ein arterielles Blutgefäß eingeführt. Das Instrumentarium besteht aus einer Punktionskanüle, einem Führungsdraht und einem biegsamen Katheter. Häufigster Ort der Punktion des Gefäßes ist die A. femoralis in der Leistenbeuge. Nach Punktion des Gefäßes Einbringen des Führungsdrahtes durch die Punktionskanüle in die Femoralarterie und Vorschieben bis in die Aorta abdominalis; Entfernung der Kanüle unter Belassung des Führungsdrahtes; Einführen des Katheters über den Draht bis in die Aorta bzw. bis in die Höhe der darzustellenden Arterie und Entfernung des Führungsdrahtes; manuelle oder flußgesteuerte maschinelle Injektion des Kontrastmittels in die gewünschte Gefäßprovinz.

Belichtungs-automat: Meist röntgenschattenfreie Ionisationskammer. Sie begrenzt unabhängig von der Objektdicke die Belichtungszeit, wenn eine mittlere Filmschwärzung durch die Röntgenstrahlendosis erreicht worden ist.

---

* S.-I. Seldinger (geb. 1921), Röntgenologe in Stockholm

Belichtungszeit: Die Belichtungszeit, d. h. die Zeitdauer, in der eine Röntgenröhre Strahlung abgibt, kann u. a. verkürzt werden durch: Erhöhung des kV-Wertes (Röhrenspannung), des mA-Wertes (Röhrenstrom) und der Anwendung empfindlicher Film-Folien-Kombinationen, z. B. Seltene-Erden-Folien.

Bildgüte: Bildgütekriterien in der Medizin berücksichtigen neben der Abbildungsqualität eines Bilderzeugersystems Bildumfang, Auflösungsvermögen, Kontrastdetail-Diagramme und die Modulationsübertragungsfunktion (MÜF: Maß für die Abbildung des Kontrastes in Abhängigkeit von der Detailgröße).

Bildkontrast: Der Kontrast beruht auf Farb-, Helligkeits- und Schwärzungsunterschieden in einem Bild. Der Kontrast beeinflußt stark die Detailerkennbarkeit einer Abbildung. Durch Gabe eines Kontrastmittels lassen sich vorgegebene Körperstrukturen – Blutgefäße, Intestinaltrakt, Gallenwege, ableitende Harnwege usw. – im Kontrast anheben und dadurch vielfach erst mit Röntgenstrahlen sichtbar machen. Die Detailerkennbarkeit läßt sich erheblich verbessern.
Bei der Schädeldiagnostik ist wegen der starken Kontrastdifferenz von Knochen zu Weichteilen oder von Weichteilen zu Luft im Rahmen der Standardröntgenaufnahmen keine Kontrastmittelanwendung notwendig.

Bildverstärker-Fernsehkette: Bei einem Bildverstärker wird die Möglichkeit genutzt, die von einer Fotokathode ausgesandten Fotoelektronen durch ein elektrisches Feld zu beschleunigen, um so die Leuchtdichte auf dem Anodenleuchtschirm zu verstärken.
Die Helligkeitssteigerung gegenüber den konventionellen Leuchtschirmen liegt in der Größenordnung von 5000 bis 12000:1. Die Bildverstärker werden mit einer Fernsehkette kombiniert; dies ermöglicht eine elektronische Bildkontrastverstärkung, die für den jeweils interessierenden Bildausschnitt optimal gewählt werden kann. Insgesamt läßt sich die Dosisleistung deutlich verringern; sie hängt im wesentlichen nur noch von den bildwirksam absorbierten Röntgenquanten ab.

Blenden: Die aus Metall bestehenden Blenden dienen der seitlichen Begrenzung des Strahlenbündels; sie können fokusnah und/oder filmnah angebracht sein. Neben der Reduzierung der Streustrahlung und der damit gegebenen Bildqualitätsverbesserung bewirken die Blenden eine Verringerung der Strahlenbelastung durch Ausblenden der Randstrahlen und Begrenzung des wirksamen Strahlenbündels auf den interessierenden Körperabschnitt.

Bucky*-Blende: Streustrahlenraster zur Verminderung von Streustrahlung. Die Raster bestehen aus dünnen, parallel angeordneten Bleilamellen, welche nur bildgebende Strahlenbündel passieren lassen und Streustrahlen absorbieren. Damit die Lamellen nicht selbst abgebildet werden, wird das Raster während der Aufnahme senkrecht zur Lamellenrichtung bewegt.

Computertomografie (CT): Röntgenverfahren zur Erstellung von Körperquerschnittsbildern senkrecht zur Körperlängsachse (axiale oder transversale Schichten). Eine kreisförmig um den Körper geführte Röntgenröhre sendet gepulste, fächerförmig ausgeblendete Röntgenstrahlen aus, deren Intensität nach Objektdurchstrahlung von Detektoren gemessen wird. Die Meßwerte werden einem Rechenprozeß unterworfen (Faltung und Rückprojektion) und die Intensitätsunterschiede in der Röntgenstrahlenabsorption auf einem Monitor in Helligkeitswerte umgesetzt. Die Computertomogramme liefern überlagerungsfreie, maßstabgetreue Schnittbilder, die Knochen und Weichteile gleichzeitig erkennen lassen und eine quantitative Dichtebestimmung des Körpergewebes (s. Hounsfield-Einheiten) erlauben.

---

* G. Bucky (1880–1963), Röntgenologe in Berlin und New York

Dosimetrie: Messung von Ionendosis oder Energiedosis in Luft oder in einem bestrahlten Objekt. Bei Messung mit Ionisationskammern wird die Ionendosis gemessen und in Energiedosis umgerechnet. Häufig im Gebrauch sind heute die LiF-Thermolumineszenzdosimeter, die im Energiebereich der Röntgendiagnostik weitgehende Energieunabhängigkeit der Meßwertanzeige aufweisen und eine lineare Empfindlichkeit in einem großen Dosisbereich haben.

Durchleuchtung: Die Durchleuchtung beinhaltet die direkte, unter Sicht durchgeführte Röntgenuntersuchung eines Patienten, die aus Strahlenschutzgründen heute nur noch mit einer Bildverstärker-Fernsehkette erfolgen sollte (s. Zielaufnahmen).

Emissions-Computer-tomografie: Messung der Ortsverteilung eines im Körper angereicherten Nuklids mit einer Szintillationskamera und Bildrekonstruktion nach Prinzipien der Computertomografie. Es können neben der Transversalebene zusätzlich coronare und sagittale Ebenen berechnet werden. Zur Anwendung gelangen Positronen aussendende Radiopharmazeutika. Sie dienen vor allem der Messung metabolischer Vorgänge, so z.B. von Hirnstoffwechselstörungen bei Minderdurchblutung oder der Lokalisation und quantitativen Abschätzung einer Myokardischämie.

Enhancement: Im Computertomogramm nachweisbare Kontrastmittel-Anreicherung im pathologischen Gewebe oder den umgebenden Randpartien als Ausdruck einer differenten Vaskularisation des gesunden und pathologischen Gewebes, einer inhomogenen Vaskularisation innerhalb eines krankhaften Bezirkes oder einer gestörten Blut-Hirnschranke im Cerebrum.

Fokus-Filmabstand: Entfernung vom Brennfleck der Röntgenröhre zum Film; nach dem quadratischen Abstandsgesetz erfordert eine Verdopplung der Entfernung eine Vervierfachung der Belichtungszeit.

Folie: s. Verstärkerfolie.

Hartstrahltechnik: Verwendung von Röhrenspannungen über 100 kV; daraus resultiert eine höhere Durchdringungsfähigkeit und Darstellung eines größeren Objektumfanges bei kurzen Belichtungszeiten. Insgesamt nimmt der Kontrast jedoch ab und die Streustrahlung zu, so daß spezielle Hartstrahl-Streustrahlenraster angewendet werden müssen. Bei Thoraxaufnahmen ist die somatische Volumendosis geringer, die Gonadendosis gering höher.

Hounsfield-Einheiten (HE): Nach dem englischen Elektronikingenieur G.N. Hounsfield, der maßgeblich die Computertomografie entwickelt hat (Nobelpreis für Medizin 1979), benannte Skala computertomografischer Dichtewerte. Bezugswerte sind Wasser (0 HE) und Luft (-1000 HE). Dichter Knochen erreicht Werte von $+1000$ HE. Die parenchymatösen Organe des menschlichen Körpers haben Dichtwerte zwischen 35 und 65 HE; Fettgewebe liegt bei -100 HE.

Hyperdens: Bereich hoher Dichte bzw. hoher Absorption von Röntgenstrahlen im CT, bezogen auf normale Dichte eines Organs.

Hypodens: Bereich geringerer Dichte bzw. Röntgenstrahlenabsorption im CT-Bild.

Kernspin-tomografie (Nuclear-Magnetic-Resonance = NMR): Verfahren zur bildlichen Darstellung von transversalen und longitudinalen Schnittbildern ohne Anwendung von Röntgenstrahlen. Es beruht auf der Wechselwirkung von Atomkernen mit Hochfrequenzstrahlern in einem Magnetfeld. Unter Ausnutzung der als Spin bezeichneten Eigenrotation der Atomkerne können die ortsabhängige Konzentrationsverteilung von Atomkernen (Wasserstoff und Phosphor) in einer Schicht des Körpers bestimmt und somit Informationen über die Morphologie, aber auch über die biochemischen Vorgänge im Körperinneren gewonnen werden.

kV: Die in Kilovolt gemessene Spannung, die zur Erzeugung von Röntgenstrahlung an die Röhre angelegt wird. Die Spannung beeinflußt maßgeblich die Strahlenqualität; hohe kV-Werte führen zu harten Strahlen (Hartstrahltechnik), niedrige kV-Zahlen zu weichen Strahlen (Weichstrahltechnik).

Logetronisierung: Besonderes Kopierverfahren; mit Hilfe eines „Log-Etron" genannten Apparates werden Kontaktabzüge hergestellt, die eine besonders gute Detailerkennbarkeit aufweisen. Anwendung z. B. bei Reproduktionen von Schädel- oder Mammografieaufnahmen.

Luft-Computer-tomogramm (Luft-Zisterno-grafie): Zur Erfassung intrameatal lokalisierter oder kleiner, bis zu 2 cm großer Neurinome des VIII. Hirnnerven werden über eine lumbale Punktion intrathekal im Austausch zu Liquor 3–4 cm^3 Luft appliziert. Unter entsprechender Kopf- und Körperhaltung steigt die Luft in die Kleinhirnbrückenwinkelzisterne und den inneren Gehörgang der zu untersuchenden Seite. Aufgrund der hohen Kontrastdifferenz zwischen Luft und Tumorgewebe lassen sich rein intrameatal lokalisierte Neurinome des N. statoacusticus diagnostizieren.

Lysholm-Schönander: Erstes spezielles Schädelröntgengerät, bei dem die Röntgenröhre auf einem Kreisbogengestell um den Schädel rotiert werden kann (1931).

mAs-Produkt: Produkt von Röhrenstrom (mA) und Belichtungszeit (s). Wichtige Teilkomponente für Kontrastreichtum und Schwärzungsumfang einer Röntgenaufnahme. Ein zu hohes mAs-Produkt (zu hohe Röntgenstrahlenmenge) führt zur Überbelichtung, ein zu niedriges mAs-Produkt zu einer Unterbelichtung im gleichen Sinne wie ein zu hoher oder zu niedriger kV-Wert.

Negative Kontrastmittel: Verwendet werden Gase (Luft, Sauerstoff, Stickstoff, Kohlendioxid), die weniger Röntgenstrahlen absorbieren als die Umgebung und eine erhöhte Filmschwärzung verursachen. Verwendung z. B. bei der Pneumenzephalografie, bei der abpunktierter Liquor durch Luft ersetzt wird, oder Pneumozisternografie in der Computertomografie.

Orthopantomo-grafie (OPG), Panorama-Schichtverfahren: Spezialschichtverfahren zur vollständigen Darstellung des Ober- und Unterkiefers auf einer Aufnahme. Röntgenröhre und gekrümmte Kassette werden gleichzeitig, aber gegensinnig in einer parabolähnlichen Bewegungsfigur um den Kopf des Patienten herumgeführt. Die Belichtung erfolgt über eine Schlitzblende.

OPG: Abk. für Orthopantomografie.

Panorama-Aufnahme: Die Spezialröntgenröhre wird in den Mund des Patienten eingeführt, während der Film außen meist dem Ober- oder Unterkieferfrontzahnbereich anliegt; es handelt sich somit um einen von innen nach außen gerichteten Strahlengang.

Phlebografie: Sie hatte im HNO-Bereich vor allem Bedeutung als Jugularis-Venografie und war indiziert bei Destruktionen oder Einengungen am Foramen jugulare bzw. bei neurologischen Symptomen, die auf einen Schädelbasisprozeß hinweisen, vor allem aber zur Erkennung von Glomustumoren. Heute ist sie durch die nicht-invasive Computertomografie weitgehend abgelöst worden. Ähnliches gilt auch für die Orbita-Phlebografie und die Sinus-Kavernosus-Venografie.

Planigrafie: Andere Bezeichnung für Tomografie.

Pneumenzephalo-grafie (Enzephalo-grafie): Darstellung des intrakraniellen Liquorraumes und speziell der Hirnkammern mit negativem Kontrastmittel (meist Luft oder CO_2) zur Feststellung und Lokalisation intrakranieller Raumforderungen (s. Ventrikulografie und Zisternografie). Seit Einführung der Computertomografie ist die Pneumenzephalografie als Routineverfahren nicht mehr gebräuchlich.

Positive Kontrastmittel: Jodhaltige Stoffe, die vermehrt Röntgenstrahlen absorbieren. Ölige Kontrastmittel werden heute lediglich bei der Lymphografie (Lipiodol®) verwandt. Bei der Zisternografie und Myelografie zunehmende Ablösung des öligen Kontrastmittels (Pantopaque®) durch nichtionische wasserlösliche Kontrastmittel (z.B. Amipaque®). Wasserlösliche Kontrastmittel werden über die Niere und/oder die Leber ausgeschieden und können intravasal, intravenös und intraarteriell appliziert werden. Anwendung z.B. bei der Angiografie, Phlebografie und außerdem bei der Bronchiografie, Sialografie und Oesophagografie bei Verdacht auf Perforation. Das nichtwasserlösliche Bariumsulfat wird im Darm nicht resorbiert und dient der Magen-Darm-Diagnostik.

Röntgen, W.C.: (1845–1923), Physiker in Würzburg, entdeckte die von ihm X-Strahlen genannten Kathodenstrahlen im November 1895 in Würzburg. 1901 erhielt R. den Nobelpreis für Physik. Die Röntgenstrahlen heißen im angloamerikanischen Sprachgebrauch „x-rays".

Röntgen-verordnung: Verordnung über den Schutz vor Schäden durch Röntgenstrahlen vom 1. März 1973. Sie beinhaltet Vorschriften, die die Anwendung von Röntgenstrahlen regeln und dient dem Schutz der beruflich strahlenexponierten Personen, einschließlich der Personen, die sich, ohne bei der Anwendung von Röntgenstrahlen tätig zu sein, im Strahlungsgebiet aufhalten, sowie der Personen, bei denen zu diagnostischen und therapeutischen Zwecken Röntgenstrahlen angewendet werden.
Sie enthält im einzelnen Regelungen über den Betrieb von Röntgeneinrichtungen, der Bauartzulassungen und der baulichen Schutzmaßnahmen und Vorschriften über die Berechtigung zur Anwendung von Röntgenstrahlen. Ferner werden darin Kontroll- und Überwachungsbereiche definiert, höchstzulässige Dosen für beruflich strahlenexponierte Personen festgelegt, die ärztliche Überwachung, die Anzeigepflicht bei Überschreitungen der Höchstdosen und die jährliche Belehrung geregelt. Sie macht Angaben über die Aufzeichnungspflicht bei jeder Strahlenanwendung, damit die im Einzelfall applizierte Dosis abgeschätzt werden kann. Aufzeichnungen über Röntgenbehandlungen müssen 30 Jahre, über Röntgenuntersuchungen 10 Jahre aufbewahrt werden. Besondere Vorschriften gelten bei bestehender Schwangerschaft; hier ist jede Röntgenuntersuchung und Röntgenbehandlung zu unterlassen bzw. nur bei zwingend gebotener, ärztlicher Indikation erlaubt.

Scribor: Papierstreifen oder Kunststoffolie zur Aufbelichtung von Patientendaten und Identifikationsnummern auf die Röntgenfilme.

Sialografie: Röntgenuntersuchung der Speicheldrüsen (Glandula parotis und Glandula submandibularis) mittels Kontrastfüllung der Ausführungsgänge (wasserlösliches 80%iges Kontrastmittel).

Sonografie (Ultraschall-Untersuchung): Messung der Zeit bzw. der Wegstrecke einer Ultraschallwelle von der Quelle bis zur reflektierenden Grenzfläche (A-Bild-Verfahren). Im sog. B-Bild-Verfahren (Realtime Sonografie) entsteht unter Umsetzung der Intensität der Echos in Helligkeitswerte auf einem Monitor ein Schnittbild der durchschallten Struktur. Im HNO-Bereich vornehmlich zur Diagnostik von Kieferhöhlenerkrankungen, von Speicheldrüsenprozessen und der Halsweichteile geeignet.

Strahlenschutz: Unter Strahlenschutz sind alle gesetzlichen, baulichen, gerätetechnischen, Bekleidungs- und Ausbildungsmaßnahmen zu verstehen, die das Ziel haben, die applizierte Strahlendosis möglichst gering zu halten. Sie beziehen sich sowohl auf Patienten als auch auf beruflich strahlenexponierte Personen.
Die wichtigsten Grundsätze zur Vermeidung unnötiger Strahlenbelastungen bei Patienten beinhalten die strenge Beachtung der Indikation zur Röntgenuntersuchung, Vermeidung von Wiederholungsuntersuchungen, ständige Schulung des Personals, Anwendung eines Gonadenschutzes zur Herabsetzung der genetisch signifikanten Dosis, Arbeitsvorschriften mit Geräten und in Räumen, die den Anforderungen des Strahlenschutzes genügen und dem modernsten Stand der Technik entsprechen.

Die Maßnahmen zum Strahlenschutz für beruflich strahlenexponierte Personen sind in der Röntgenverordnung von 1973 festgehalten und beziehen sich vor allem auf die Überwachung des betroffenen Personenkreises, wenn durch die Tätigkeit eine höhere Dosis als 1,5 rem/Jahr möglich ist.

Stratigrafie: Andere Bezeichnung für Tomografie.

Streustrahlen-raster: Ein zur Verminderung der Streustrahlung und damit zur Kontrastverbesserung eingesetztes System. Es besteht aus Lamellen mit abwechselnd strahlenschwächenden und -durchlässigen Materialien. Die Lamellen sind hochkant in Richtung des Röhrenfokus aufgestellt und werden während der Aufnahmedauer mechanisch bewegt, um eine Abbildung des Rasters auf dem Röntgenbild zu verhindern (s. Bucky-Blende).

Streustrahlung: Richtungsänderung von Röntgenstrahlen beim Durchgang durch die Materie. Das Ausmaß der Streustrahlung ist abhängig von der Quantenenergie und dem Verhältnis von Ordnungszahl zu Atomgewicht des durchstrahlten Materials. Die Streustrahlung beruht in der Röntgendiagnostik fast ausschließlich auf dem Compton-Effekt, d.h. beim Zusammenstoß zwischen einem Photon und einem Elektron kommt es neben der Richtungsänderung zur Abnahme der Energie bzw. einer Zunahme der Wellenlänge (s. Absorption).

Subtraktion: Es wird ein fotografisches von einem elektronisch-digitalen Verfahren unterschieden. Zur fotografischen Subtraktion wird je eine Aufnahme mit und ohne Kontrastmittel angefertigt. Von der sog. Leeraufnahme wird eine Umkehrkopie (Schwarzweiß-Umkehr) genommen und diese Umkehrkopie mit dem kontrastmittelgefüllten Bild zur Deckung gebracht und nochmals kopiert. Als Resultat erhält man im Idealfall überlagerungsfrei dargestellt nur die kontrastmittelgefüllte Struktur, z.B. die A. carotis mit ihren Aufzweigungen.
Bei der fernsehtechnischen bzw. digitalen Subtraktion muß ebenfalls ein deckungsgleiches Nativ- und Füllungsbild vorliegen. Mittels elektronischer Datenverarbeitung nach Digitalisierung des Bildverstärkerbildes mit nachfolgender Subtraktion von Leer- und Füllungsbild ist es möglich geworden, nach intravenöser Kontrastmittelapplikation eine diagnostisch verwertbare Darstellung der großen Körperarterien und ihrer Aufzweigungen zu erhalten (DSA = Digitale Subtraktions-Angiografie).

Summationsbild: Bei der Projektion eines dreidimensionalen Objektes auf eine zweidimensionale Filmebene werden alle auf einer Wegstrecke hintereinander liegenden Objektpunkte in einem Bildpunkt abgebildet („aufsummiert") und überlagern sich. Röntgenbilder, außer Film- und Computertomogrammen, sind Summationsbilder.

Szintigrafie: Untersuchung innerer Organe mit Hilfe radioaktiver Stoffe mittels Messung der Verteilung der Nuklidaktivitäten zu diagnostischen Zwecken. Die für die HNO-Heilkunde wichtigste Untersuchung ist neben der morphologischen Darstellung der Glandula parotis und Glandula submandibularis die Funktions-Szintigrafie der Speicheldrüse. Die Szintigrafie kann ohne instrumentellen Eingriff Aussagen zur Speicheldrüsenfunktion machen. Gut- und bösartige Tumoren führen allerdings nur zu einer Verlagerung des noch funktionstüchtigen Gewebes, ohne daß Aussagen zur Dignität der Raumforderung möglich sind.

Tomografie: Schichtaufnahmeverfahren. Unter gleichzeitiger Bewegung von Röntgenröhre und Röntgenfilm werden alle über oder unter einer gewählten Schichtebene liegenden Strukturen verwischt und somit unscharf; lediglich die in der Schichtebene liegenden Bildpunkte werden scharf abgebildet. Die Schichttiefe und die Schichtdicke sind durch Änderung der Drehpunktebene und des Schichtwinkels frei wählbar. Die Bewegung, die Röntgenröhre und filmtragende Kassette gegensinnig durchführen, kann auf einer geraden Bahn oder einem Bogen verlaufen (lineare Verwischung) oder in einer mehrdimensionalen Bewegung bestehen (kreisförmige, elliptische, hypozykloidale oder spiralige Verwischung). Bei mehrdimensionaler Verwischung ist der Anteil der Störschatten geringer als bei einfacher linearer Verwischung.

Ventrikulografie: Darstellung der Hirnkammern durch Direktpunktion eines Seitenventrikels über ein Bohrloch und Füllung mit negativem oder positivem Kontrastmittel. Mit Einführung der Computertomografie hat die Ventrikulografie erheblich an Bedeutung verloren und kommt lediglich im neuro-chirurgischen Krankengut bei sehr speziellen Fragestellungen noch zur Anwendung.

Verstärkerfolie: Mit Lumineszenzstoffen beschichtete Folien, die auftreffende Röntgenstrahlen in Lichtstrahlen umwandeln und zur Filmschwärzung führen. Die Schichten enthalten Kalziumwolframat und Leuchtstoffe aus der Gruppe der Seltenen Erden. Weil Filme für Lichtstrahlen empfindlicher sind als für Röntgenstrahlen, wird ein Verstärkungseffekt erreicht, der zur Dosiseinsparung führt. Da Röntgenfilme beiderseits mit einer Emulsion beschichtet sind, werden beide Filmseiten mit einer Folie in Kontakt gebracht.

Weichstrahltechnik: Verwendung von Röhrenspannungen von 25–35 kV. Die Durchdringungsfähigkeit von Gewebe ist relativ gering, aber es entstehen kontrastreiche Bilder. Die somatische Volumendosis ist hoch, die Gonadendosis wegen geringer Streustrahlung niedrig. Anwendung: Mamma, Weichteile der Extremitäten.

Xeroradiografie: Röntgenverfahren, welches zur Dokumentation des durchstrahlten Objektes keinen Film, sondern ein elektrostatisches Reliefbild nutzt. Grundlage ist eine halbleitende Selenschicht, auf der mittels elektrisch aufgeladener Pulverteilchen das elektrostatische Bild sichtbar und anschließend auf einem kunststoffbeschichteten Film durch Erhitzen fixiert wird. Die Verteilung der elektrischen Ladung bringt eine besondere Betonung der Randkonturen der abgebildeten Objekte mit sich.

X-Strahlen. Die von Röntgen gewählte Bezeichnung für die von ihm entdeckten Kathodenstrahlen. Sie werden im deutschen Sprachraum nach einem Vorschlag des Würzburger Anatomen Koellicker als Röntgen-Strahlen bezeichnet. Im Ausland dagegen: X-rays, rayons X, raggi X usw.

Zielaufnahmen: Unter Sicht (Durchleuchtung) angefertigte Röntgenaufnahmen im Gegensatz zu standardisierten Übersichtsaufnahmen.

Zisternografie: Darstellung der liquorhaltigen Subarachnoidalräume, vorwiegend der Schädelbasis, mit negativem (Luft) oder positivem nichtionisierendem wasserlöslichem Kontrastmittel. Heute vor allem im Rahmen computertomografischer Untersuchungen zur Erfassung von Kleinhirnbrückenwinkel- und hypophysennahen Prozessen.

Zonografie: Tomografie mit kleinem Schichtwinkel bzw. einer relativ großen Schichtbreite von ca. 2–3 cm.

Orientierungslinien

axial: in Richtung der Körperlängsachse

Basislinie: verläuft zwischen äußerem Lidwinkel und Dach des äußeren Gehörganges

Deutsche Horizontale: Verbindungslinie zwischen dem oberen Rand des äußeren Gehörganges und dem unteren Orbitarand (Frankfurter Horizontale, anthropologische Grundlinie, Infraorbitomeatallinie)

frontal: parallel zur Stirn

Interaurikularlinie: kreuzt die Deutsche Horizontale senkrecht in der Mitte der äußeren Gehörgänge

Intraorbitallinie: verläuft durch die Mitte beider Augenhöhlen

koronar: parallel zur Koronarnaht und annähernd senkrecht zur Basislinie

Koronare Linie: verläuft parallel zur Koronarnaht und senkrecht zur Basislinie

lateral: seitlich

median: den Schädel in eine rechte und linke Hälfte teilend

Medianlinie: teilt den Schädel in eine rechte und linke Hälfte, korrespondierend zur Körperlängsachse

Ohrvertikale: identisch mit der Interaurikularlinie; kreuzt die Deutsche Horizontale senkrecht in der Mitte der äußeren Gehörgänge

sagittal: parallel zur Medianlinie verlaufend

transversal: quer zur Körperlängsachse

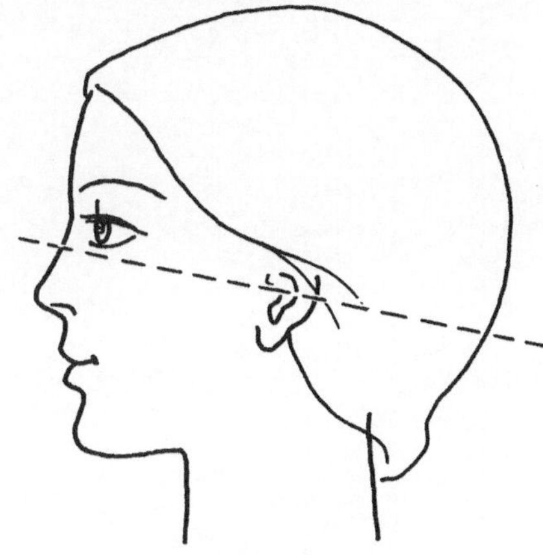

Deutsche Horizontale

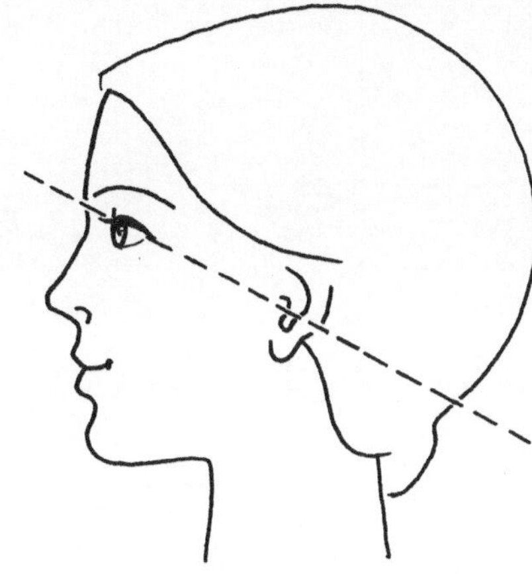

Basislinie

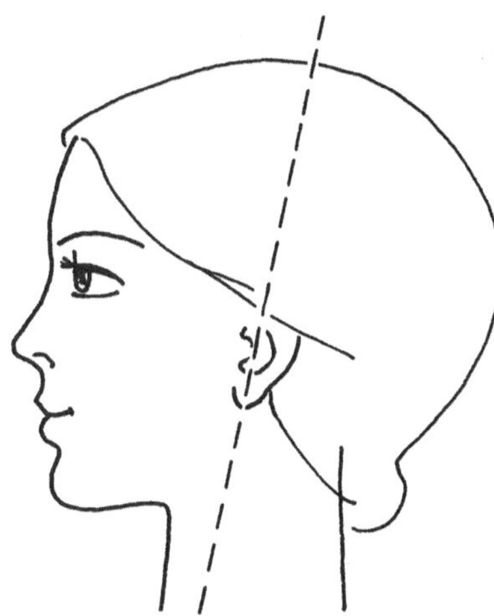

Ohrvertikale

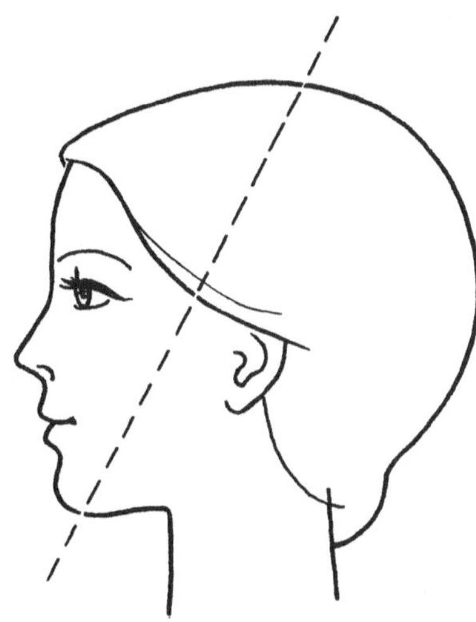

Koronare Linie

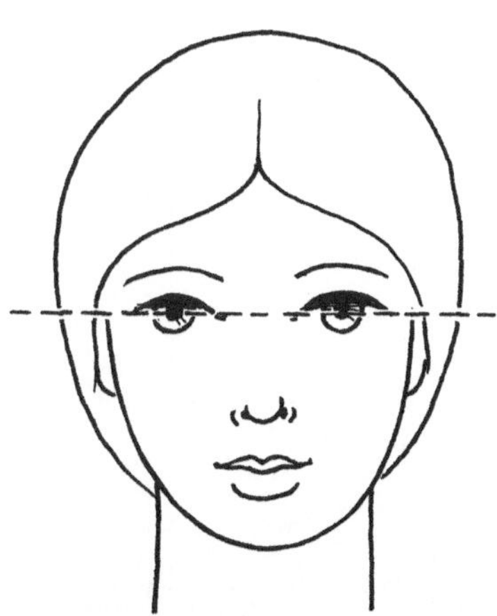

Intraorbitallinie

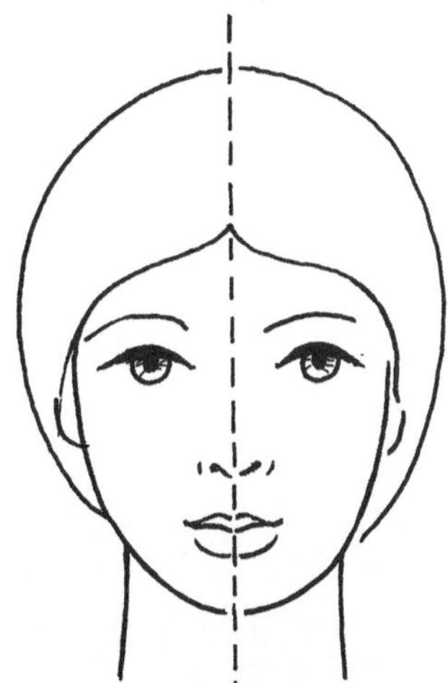

Medianlinie

Ultraschall im Kopf-Hals-Bereich

Herausgeber: **W.J.Mann**

Mit Beiträgen von T.Frank, W.v.Kalkreuth,
W.J.Mann, J.Pirschel, R.-P.Pohl,
G.-M.v.Reutern, H.Schmidt

1984. 142 Abbildungen. Etwa 165 Seiten
Gebunden DM 98,–
ISBN 3-540-12658-9

Die Ultraschalldiagnostik hat sich heute in der
klinischen Routine durchgesetzt und konnte
dabei andere invasive oder strahlenbelastende-
bildgebende Verfahren ablösen. Im Kopf-
Hals-Bereich hat die Ultraschalldiagnostik der
Nasennebenhöhlen zu einer Verbesserung der
Befunderhebung, Reduzierung überflüssiger
Röntgenaufnahmen und Verringerung invasi-
ver diagnostischer Maßnahmen geführt.

Dies ist das erste Buch, das sich mit der brei-
ten Anwendung der Ultraschalldiagnostik im
Kopf-Hals-Bereich insbesondere der Nasennebenhöhlen beschäftigt. Anwendungs-
bereich und Untersuchungstechnik werden
beschrieben. Die verschiedenen Krankheits-
bilder werden anhand zahlreicher Ultrasono-
gramme und Skizzen anschaulich dargestellt.

Das Buch macht den Anfänger mit der
Methode vertraut. Dem erfahrenen Ultra-
schalldiagnostiker bietet es die Möglichkeit,
anhand des reichhaltigen Bildmaterials seine
eigenen Befunde zu überprüfen.

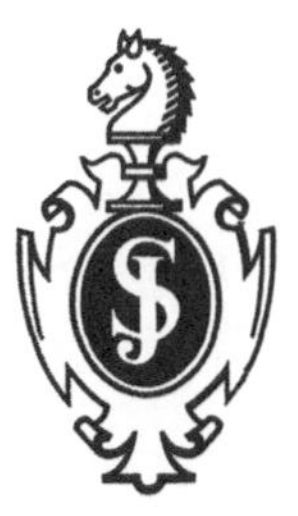

Springer-Verlag
Berlin
Heidelberg
New York
Tokyo

HNO Praxis Heute

die neue Reihe – aus der Klinik für die Praxis – vermittelt dem niedergelassenen Facharzt modernes Wissen und notwendiges „Know how"

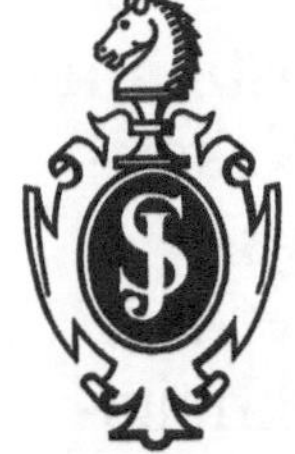

Springer-Verlag
Berlin
Heidelberg
New York
Tokyo

HNO Praxis Heute
Band 3

Herausgeber: **H. Ganz, W. Schätzle**
Mit Beiträgen von K. Burian, H. Ganz, J. M. Gleditsch, V. Jahnke, E. H. Majer, D. Pildner von Steinburg, R. Pildner von Steinburg, G. Rosemann, W. Schätzle, H. J. Strott, H. J. Wilhelm
1983. 50 Abbildungen, 14 Tabellen. X, 188 Seiten
Gebunden DM 60,–
Subskriptionspreis gültig bei Abnahme der Reihe Gebunden DM 48,–
ISBN 3-540-12385-7

Im dritten Band der jährlich erscheinenden Reihe greifen die Autoren Probleme auf, die in ihrer Aktualität über die lehrbuchartigen Übersichten hinausgehen und auf die besonderen Bedürfnisse der Praxis ausgerichtet sind.
Im einzelnen wird eingegangen auf das Problem der Cochlea-Endoprothese, auf die umstrittene radikale Nebenhöhlenoperation, die Erkrankungen der Mundschleimhaut sowie auf die schwer beherrschbaren Pseudomonasinfektionen. Themen aus den Grenzgebieten zur Augen- und Zahnheilkunde, wie die Tränenwegserkrankungen und die differentialdiagnostisch so wichtigen Läsionen des Kiefergelenkes, kommen zur Sprache. Ein noch ungelöstes Problem stellt das maligne Melanom dar, unter Ärzten und Laien gleichermaßen gefürchtet und diskutiert.
Den Abschluß des Bandes bildet die Besprechung der Akupunktur; die Beiträge dazu bieten emotionslose Informationen über das umstrittene Gebiet.
Am Ende steht wie immer eine Fragensammlung zur Selbstkontrolle.
Mit dieser Reihe kann sich der HNO-Arzt eine ständig aktuelle Bibliothek der praktischen Hals-Nasen-Ohrenheilkunde aufbauen, die modernes Fachwissen und „know-how" vermittelt.

HNO-Praxis Heute
Band 2

Herausgeber: **H. Ganz, W. Schätzle**
Mit Beiträgen zahlreicher Fachwissenschaftler
1982. 45 Abbildungen, 10 Tabellen. XI, 175 Seiten
Gebunden DM 60,–
Subskriptionspreis gültig bei Abnahme der Reihe Gebunden DM 48,–
ISBN 3-540-10966-8

HNO-Praxis Heute
Band 1

Herausgeber: **H. Ganz**
Mit Beiträgen zahlreicher Fachwissenschaftler
1980. 45 Abbildungen, 7 Tabellen. X, 183 Seiten
Gebunden DM 58,–
Subskriptionspreis gültig bei Abnahme der Reihe Gebunden DM 46,40
ISBN 3-540-09945-X